인지활동 프로그램 시리즈 1

전래놀이 색칠하기1

장일상 임효림 최혜숙 김서연 글
박세인 그림

서현사

발행인의 글

30여 년 전에 코주부 김용환(金龍煥, 1912~1998) 화백님의 《한국의 풍속화》 상, 하권이 (주) 민문고 출판사에서 출간이 되었습니다. 당시로서는 고급스러운 지질과 양장본으로 제작하여 상당한 고가의 도서로 독자에게 판매를 하였습니다.

책은 홀수쪽엔 한국인의 세세한 생활모습이 원화로 들어가고, 짝수쪽에 그 그림에 대한 김화백님의 실례와 느낌을 한글 설명과 영어 · 일본어 번역이 같이 실려 영어권 관광객과 일본인 관광객들이 많이 구매하였습니다.

많은 세월이 흘러 김용환 화백님은 고인이 되셨지만, 그분을 기리는 많은 행사들이 만화계와 지자체에서 진행되고 있습니다.

그분에 대한 여러 평들이 있지만 일제강점기와 해방 이후 혼란기의 행적에 대해 여기서 논하는 것은 아닙니다. 다만 이 책에서는 100여 년 전에 태어나신 화백님이 어려서부터 보고 느낀 한국의 풍속에 대한 그분의 느낌을 가져와서 재창작을 하였습니다.

오래전 (주) 민문고 편집부에서 일을 하며 이 책이 외국 관광객들에게 한국을 소개하는 책으로 참 좋은 책이라고 생각하였습니다. 안타깝게 김화백님도 오래전에 고인이 되셨지만 책을 출간한 출판사도 역사의 뒤안길로 사라지고, 이 책도 완전 절판되어 시중에서 구입할 수가 없고, 국립중앙도서관에서나 찾아봐야할 실정입니다. 김화백님과 출판사도 이젠 만날 수 없고, 인쇄를 하였던 컬러 인쇄용 필름 원판도 20여 년 전에 퇴사를 하며 어떻게 처리되었는지 알 수가 없습니다.

《한국의 풍속화》 그림이 잊히는 것이 안타까워 다시 출판을 하고 싶었지만 고인의 유족들을 찾아 저작권문제 해결도 힘들고 출판환경이 나날이 미궁 속으로 빠져드니 진행을 할 수가 없어 차츰차츰 기억에서 사라지고 있었습니다.

지난해 지인으로부터 그림 작가를 소개를 받았습니다. 그림 작가는 오랫동안 그림을 그려오셨지만 가까운 주위 분들이 아니면 그림을 그린다는 사실도 모를 정도였습니다. 몇 번의 시행착오를 겪고 차츰 그림에서 김화백님의 느낌을 가져올 수 있었습니다.

그러나 출판환경이 좋지 않아 제작비라도 회수할 수 있을까 하는 걱정으로 이런저런 방법들을 고민하였습니다.

이러한 출판환경을 감안하여 저자들과의 모임을 통해 김화백님의 그림에서 라인만 따오는 것을 기획하고 가능한 원본에 가장 가깝게 진행을 하였습니다.

김화백님의 원본은 외국인 관광객에 맞춰진 책자라면 이 책은 관광객보다는 국내의 연로하신 어르신들이 과거를 회상하고 즐거운 추억을 되살리는 것과 젊은이들에게는 우리의 옛 놀이문화와 풍속을 느끼게 하고, 나름대로의 개성을 살려 색칠하는 것에 맞춰졌습니다.

이 책을 통하여 고인이 되신 김화백님의 《한국의 풍속화》 컬러본이 다시 한 번 많은 분들께 알려지는 기회가 만들어지길 바랍니다.

-발행인 조재성

머리말

현대에 와서 전통놀이는 사람들에게서 점점 잊히고 있습니다.

온고지신(溫故知新)이라는 말이 있습니다. '옛 것을 익혀 새 것을 안다.' 는 뜻입니다. 우리 조상님들의 삶은 지혜롭고 슬기로웠습니다. 공동체 놀이를 하며, 공동체 노래를 부르며 한가롭고 여유로운 유유자적한 삶을 살았습니다. 그러나 최근에 조상님들이 즐겼던 전통 놀이에 대한 관심이 점차 사라지고 있어 안타깝습니다.

《한국의 풍속화》에는 어린 시절 우리의 일상적인 모습들이 들어있습니다.

100세 시대를 맞아 어떻게 하면 좀더 건강하고 재미있게 살 것인가를 걱정하는데, 50년 전 100년 전의 모습을 그림으로 보며 "아하! 이런 시절이 있었지" 하고 무릎을 쳐봅니다.

저자들은 노인여가 교육현장에서 오랫동안 강연과 프로그램을 진행해왔습니다. 그러한 경력을 바탕으로 어르신들의 어린 시절을 회상하고 인지력을 향상하는 차원에서 이 책의 그림은 안성맞춤이었습니다.

김용환 화백님은 이미 고인이 되셨지만 그분이 표현한 한국의 전래놀이와 풍속은 세계적인 가치를 가질 것입니다.

기억회상을 돕는 차원에서 그림에 대한 설명은 학술적인 접근보다는 어렵지 않고 가벼운 사례를 중심으로 정리하였습니다. 자기의 느낌을 글로 표현할 때 참고하셔서 부담없이 정리하십시오. 글을 아주 멋진 문장으로 적으려는 노력보다는 생각나는 것 중심으로 가볍게 기록한다고 생각하시고 가급적 많은 문장을 적어보십시오.

많은 어르신들이 과거를 회상하고 기억을 되살리는데 도움이 되길 바랍니다.

-글작가 대표 장일상

사회복지현장에서 인지활동관련 교육을 하다보면 어르신들을 대상으로 하는 인지관련 교재들이 많지 않아 늘 고민이었습니다. 몇몇 교재들은 있지만 한국적인 뭔가는 없을까 생각하던 중 《한국의 풍속화》를 만나게 되었습니다.

《한국의 풍속화》에는 어린 시절 실지로 하던 놀이들과 어렴풋이 알고 있던 놀이들이 실려 있어 반가운 마음에 채색용 그림 작업을 시작하였습니다.

어르신들께는 기억을 회상하는데 도움이 되고, 우리 아이들에게는 선조들의 전래놀이와 풍속을 알 수 있는 참고자료가 될 수 있기를 바랍니다. 그리고 더 나아가 K-POP처럼 외국인들에게 한국인의 삶과 문화가 소개되는 큰 역할을 하길 욕심을 내보기도 합니다.

그림 속 놀이와 인물들은 제각각 다른 해학적 모습으로 표현되어 있어 각 놀이마다 웃음을 머금고 마무리할 수 있었습니다.

김화백님의 대표적인 캐릭터 코주부 영감은 제가 어렸을 때 접해봤던 시사만화 주인공이었습니다. 풍속화를 통한 선조들의 생활상을 실감나게 표현하였고, 학습만화 등에도 많은 작품을 남기신 것을 알게 되었습니다.

그림을 그리면서도 이것이 책이 될 수 있을 것인가 고민도 해봤지만 이제 한권의 책으로 제작된다고 하니 감회가 새롭습니다.

많은 어르신들이 과거 어린 시절 즐겼던 놀이들을 회상하며 각자 나름대로 개성 있는 느낌으로 색칠을 하며 이야기를 나누고 즐거운 시간을 가질 수 있길 바랍니다. 그리고 현대를 살고 있는 우리 젊은이들에게는 선조들의 생활 속의 놀이를 통해 소박한 즐거움과 상호협력하는 공동체 문화의식을 알아가는 데 도움이 될 수 있기를 바랍니다.

-그림작가 박세인

차례

색칠하기

1. 인간의 뇌와 미술활동

손은 제2의 뇌(腦)라고 불릴 만큼, 손 기능 발달과 뇌 기능 발달은 밀접한 관련이 있습니다. 손 기능을 주관하는 운동중추가 잘 발달된 사람은 손놀림 또한 민첩하고 정교합니다. 따라서 손을 잘 활용하는 것은 뇌의 운동기능과 감각기관을 활성화하는 데에도 도움이 됩니다. 한국 사람들처럼 젓가락질 등 손을 많이 사용하는 것도 뇌 기능 발달에 도움이 된다고 합니다.

특히, 미술은 손을 주로 사용하는 활동이라서 뇌 기능 발달을 향상시키는 그림 그리기, 만들기, 종이접기 등은 필요합니다. 그림을 그릴 때에도 오른손과 왼손을 모두 사용한다면, 좌뇌와 우뇌의 고른 발달을 볼 수 있게 됩니다.

1940년대 영국의 어느 신체장애 화가가 그림을 그렸더니, 심신 모두에 개선을 보인 것이 동기가 되어 그림 그리기 등 미술치료를 인지력 개선이 필요한 환자치료에 응용하게 되었습니다. 말로는 잘 표현할 수 없는 감정을 예술로 표현함으로써 정신적인 안정을 얻게 됩니다. 또 많은 예술 요법은 손가락을 사용하거나 뇌와 몸 전체를 사용하기 때문에, 육체와 뇌의 활성화에 효과가 있습니다.

출처: 타카노 기쿠오 저, 김일천 · 이상석 역(2018). 인지증(치매). 서울: 한양애드.

2. 자율신경과 인지력향상

자율신경은 대뇌의 직접적인 영향을 받지 않아 자신의 의지와 상관없이 스스로 조절되는 신경계이지만, 때로는 대뇌와 연결되어 있는 간뇌를 통해 영향을 받기도 합니다. 색을 선택하고 손을 사용하여 '색칠한다'는 행동에서 치매를 예방하는 효과도 기대할 수 있습니다. 나이가 들면 뇌세포의 숫자는 점점 감소하지만 전신의 부위 중에서도 가장 복잡한 기능을 하는 손가락을 쓴다는 것은 뇌의 넓은 영역을 자극해서 뇌 전체를 활성화시킬 수 있다는 것입니다. '다음은 무슨 색으로 색을 칠할까?' 생각하면서 뇌 기능을 향상시킵니다. 경증 치매어르신들도 스스로 색을 선정하고 칠하는 데 적극적이고 즐거워하는 것을 볼 수 있습니다.

1) 자율신경의 효과를 높이는 색칠방법

색칠을 하는 방법에는 정해진 규칙은 없지만 더 쾌적하게 자율신경의 기능을 높이고 치매예방을 위해서는 다음의 방법을 활용하면 좋습니다.

(1) 정성스럽게 천천히

색칠하기는 천천히 정성스럽게 하는 것을 권합니다. 바쁜 일상생활에서 고작 10분이라도 차분하게 지낼 시간을 갖는다는 것은 호흡을 안정시키고 자율신경을 조절하는 데 중요합니다.

(2) 색칠하기 좋은 재질

종이의 지질에 맞는 것을 먼저 선정할 필요가 있습니다. 다양한 색연필, 크레파스, 물감도 성분이 달라 종이의 지질과는 어울리지 않는 재질이 있습니다. 종이의 지질에 맞고 재질이 부드러워 색이 잘 나오는 것이 색칠하기 쉽습니다.

(3) 색칠하고 싶은 곳부터 시작

색칠은 어디부터 해야 한다는 규칙은 없습니다. 아랫부분이든, 오른쪽이든, 색칠하기 편한 곳부터 자유롭게 하는 것이 중요합니다. 규칙에 얽매이지 말고 색을 칠하세요.

(4) 바른자세

고개를 숙이면 기도가 막혀 호흡이 힘들고, 머리가 무거워 자율신경이 흐트러질 수 있으므로 바른 자세를 유지하십시오.

(5) 쉬엄쉬엄

한 자세로 장시간 색칠하면 피의 흐름이 나빠지며 몸에 부분적인 마비 현상이 나타날 수 있습니다. 틈틈이 휴식을 취하고 가벼운 스트레칭으로 몸을 풀어주는 것이 좋습니다.

(6) 다양한 색깔 사용

색깔에는 여러 가지 치유효과가 있으므로 가능하면 다양한 색을 사용하는 것이 좋습니다. 의외의 배색으로 그 자극이 자율신경을 더 활성화시킬 수도 있습니다.

2) 예쁘게 색칠하는 기법

색칠하기에 익숙해지면 다음의 기법으로 색을 칠해보십시오. 작품의 완성도가 더 높아지고 색칠하기도 즐거워집니다.

(1) 그라데이션

같은 색이라도 힘을 조절하면 짙음과 옅음(농담)이 생겨서 그림에 입체감이 생깁니다. 여러 색이 겹칠 때는 옅은 색을 쓰면서 서서히 다음 색으로 덧칠하면 자연스러운 분위기가 나옵니다.

(2) 겹쳐 색칠하기

색연필도 여러 색을 겹쳐서 칠하면 깊이 있는 표현을 할 수 있습니다. 테두리를 신경 쓰며 겹쳐 색칠하면 또 새로운 작품이 됩니다.

(3) 나누어서 색칠하기

같은 꽃의 꽃잎이라도 색을 통일할 필요는 없습니다. 오히려 다른 배색의 색칠만으로도 색다른 분위기가 생기므로 누구나 생각하는 일반적인 색이 아닌 의외의 색도 칠해보세요.

(4) 다른 도구를 사용해 색칠하기

가장 흔한 색칠도구라고 하면 색연필이지만 물감, 크레파스 등 다른 도구를 조합시키면 질감의 폭이 넓어집니다.

출처: 고바야시 히로유끼(2015), 자율신경을 조절하는 색칠하기, 일본 동경: 아스콤

3. 색채 사용에 따른 임상적 의미의 비교

우리는 어떤 것을 지각할 때는 정서적 감정이 동반됩니다. 일상적인 경험이나 체험에 의해 축적된 지식에서 연상된 이미지와 연결되어 정서적인 색의 의미를 부여하는데 자신의 감정이 색채의 심리적 작용으로 나타납니다.

대뇌 전체의 작용으로 생기는 지각적 감정과 정서적 감정을 통합한 것을 색의 감정효과라고 하며 '색채심리' 라고 합니다. 개인적 정서와 감성에 따라 같은 색이 각각 다른 느낌으로 표현됩니다.

하워드와 도로시 선은 색채를 통해 성격을 분석하는 CRR 분석법을 개발했습니다. 빨강, 주황, 노랑, 초록, 파랑, 진청, 보라, 자주 등 여덟 가지 색 가운데서 세 가지 색을 골라서 해석을 합니다. 첫째는 개인의 본질, 둘째는 무의식적 욕구, 셋째는 색의 목표를 의미합니다.

선택한 색의 밝고 어두움을 보면서 긍정적 반응을 유도하여 기운을 북돋아주십시오. 색의 균형을 맞추는 것이 필요합니다.

색상	임상적 의미
빨간색	에너지가 넘친다. 열정적, 자극적, 원초적인 에너지, 단순함
주황색	경쾌함, 낙천적, 활기찬, 행복한 삶
노란색	밝음, 낙천적 사고, 활기찬 행동, 변화 희망, 싫증, 초조감, 불안, 질투 ,이성적
초록색	조화로움, 균형, 안정, 부드러움, 온화함, 진지함, 조절능력 탁월
파란색	깊은 사고, 신뢰감, 내향적, 집중력, 평온함, 자기성찰
진청색	부드러움, 온화함, 진솔함, 평안함, 믿음직함, 충실함
보라색	신비로움, 명상적, 감정적, 자신감 부족, 위엄성, 지도력, 고상함
자주색	친절함, 이해심, 타인의 지지자, 협응력, 봉사자

사용방법

좌측에는 오른쪽 그림에 대한 간단한 설명이 있습니다.
글과 그림을 통해 나의 어린 시절을 회상하시며 느낌과 기억나는 것을 적어보세요.
오른쪽 그림은 본인이 색을 정하여 칠을 하시면 됩니다.
정해진 규칙이 없고, 모범답안이 따로 있진 않습니다.
색연필과 크레파스, 물감 등으로 색을 칠해보세요.
색칠도구는 본인이 사용하기 편안한 것으로 하십시오.

봉선화

봉선화과에 속하는 1년생 초본식물로 봉숭아라고도 한다.
봉선화라는 이름은 꽃의 형상이 봉(鳳)황의 모양과 흡사하다는 데서 온 것이다.
봉선화가 우리나라에 언제 어떻게 도래되었는지는 알 수 없으나 우리나라 어디에서나 볼 수 있는 꽃이며, 여름철에 봉선화가 피면 소녀들은 봉선화 꽃잎에 괭이밥의 잎을 섞고 백반 또는 소금을 약간 넣어 빻아서 손톱에 얹고 헝겊으로 싸매어 손톱을 곱게 물들였다.
일제강점기에는 우리 조상들이 망국의 한을 노래하던 꽃이기도 하다.

울밑에 선 봉선화야 네 모양이 처량하다.
길고 긴 날 여름철에 아름답게 꽃 필적에
어여쁘신 아가씨들 너를 반겨 놀았도다.
(김형준 작사, 홍난파 작곡, 1920)

나의 어린시절

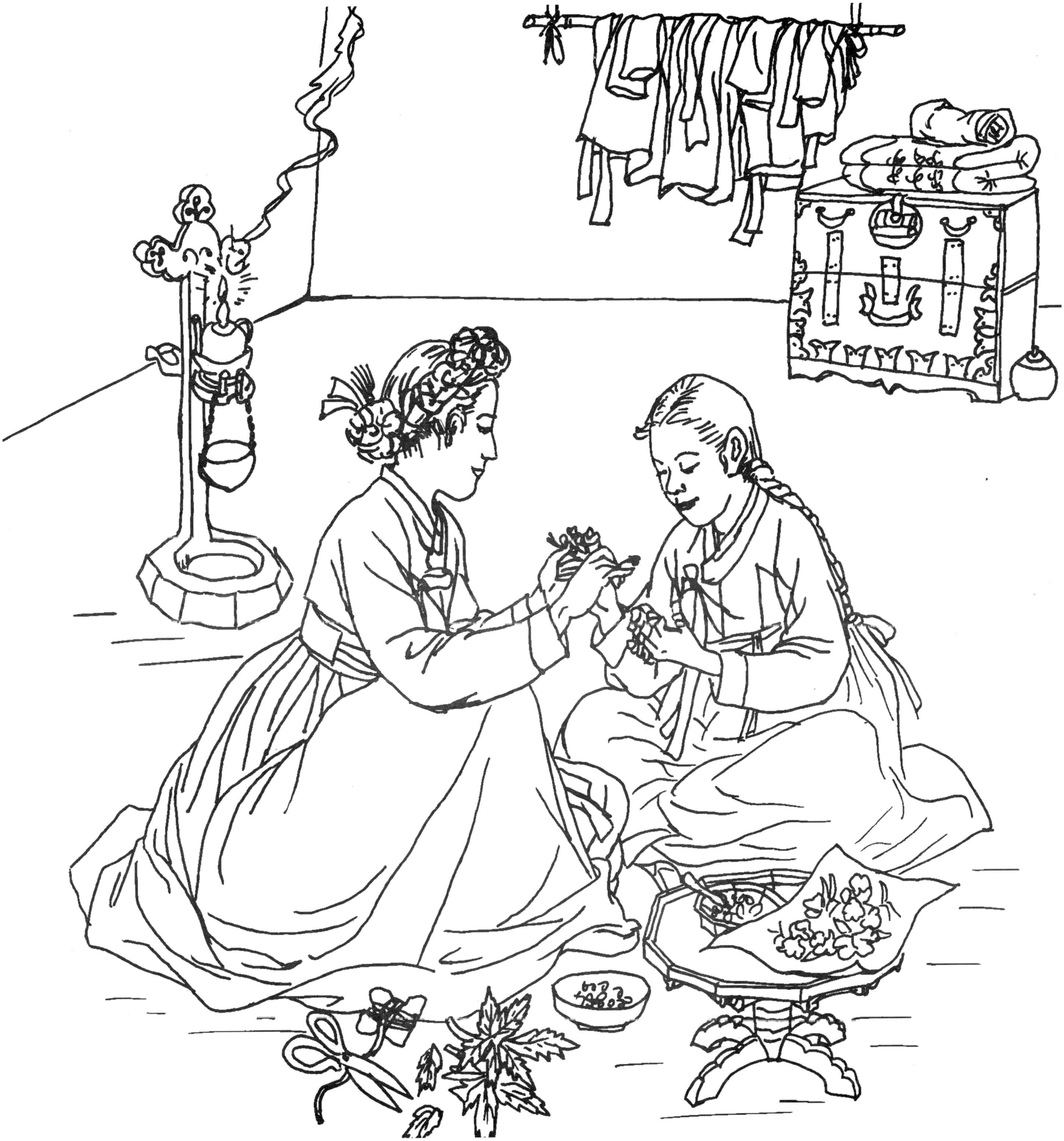

창포탕

단오날 창포를 삶아 창포탕(菖蒲湯)을 만들어 마시기도 하고 그 물로 머리를 감기도 한다. 그러면 머리카락이 소담하고 윤기가 있으며, 빠지지 않는다고 하여 중요한 행사였다.

단오날은 년중 양기가 가장 왕성한 날이라고 한다. 모내기를 끝내고 풍작을 기원하는 날이고, 여름을 시작하는 날로 선조들은 중요한 명절로 여겨 남자들은 씨름을 여자들은 그네뛰기 등을 하였다.

단오놀이는 여러 가지가 있지만 창포 삶은 물에 목욕과 머리감기는 집안에서 여인들이 남의 눈을 피해하는 것이었다.

어머니가 딸의 머리를 감기기 위해 창포탕을 끓여 머리를 감게 하고 있다.

딸은 옷이 젖을까 아예 웃옷을 벗고 뜨거운 창포물에 머리를 감고 있다.

나의 어린시절

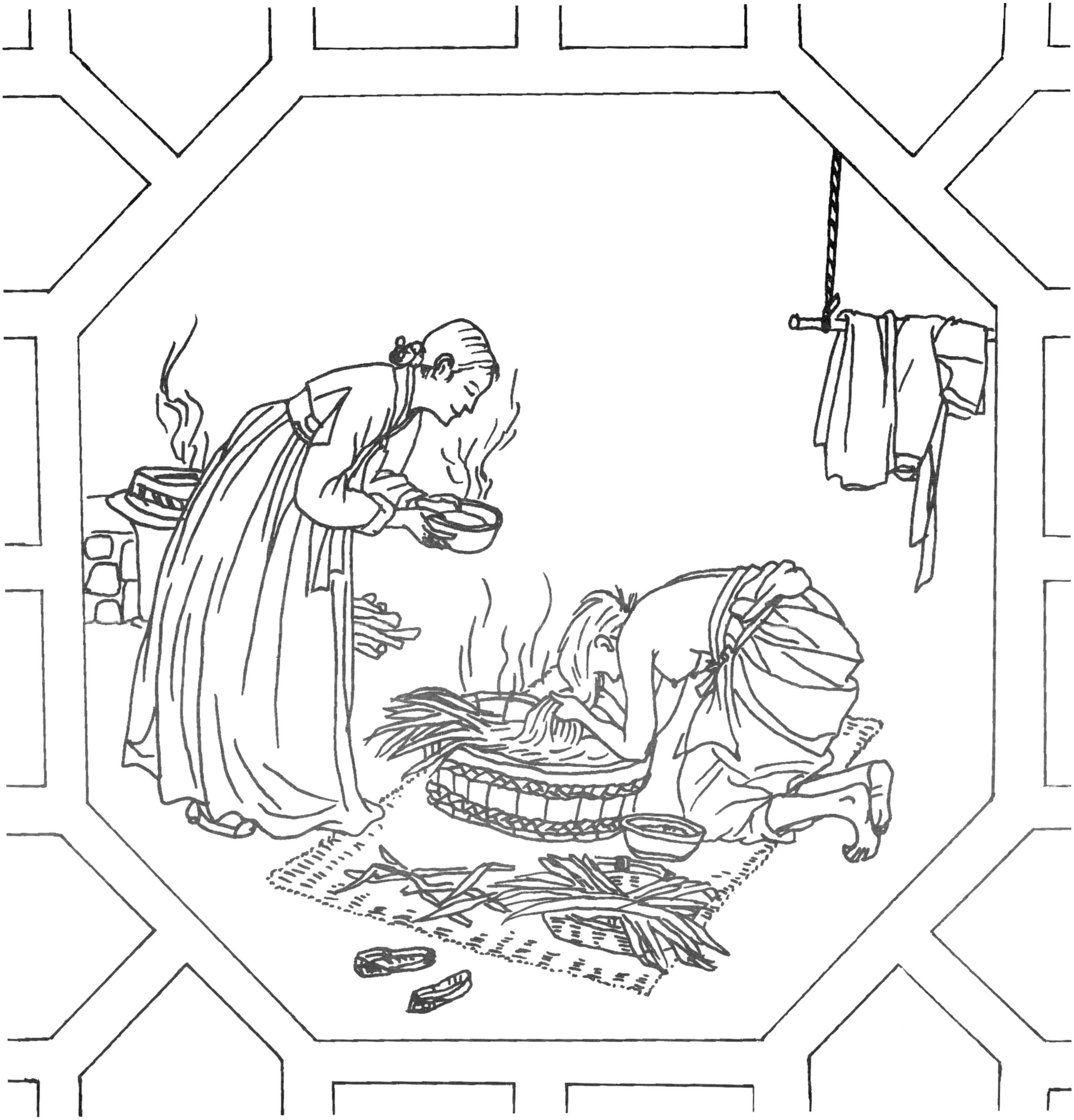

살풀이춤

살풀이 장단에 맞춰 추는 춤으로 무속에서 나온 제의적 성격의 춤이다.
살을 푼다는 의미로 한이 서려 있는 춤이다.
예전엔 무녀가 주로 추었다가 기방에서도 추었다고 하는데, 동네 장터 등에서도 가끔 볼 수 있었다.
지금은 명절에 TV를 통해서나 볼 수 있는 춤인데, 요즘의 청소년들은 동작이기 크고 빠른 춤들을 많이 추는데 그런 청소년들이 보면 살풀이 춤은 어떤 느낌일까?

나의 어린시절

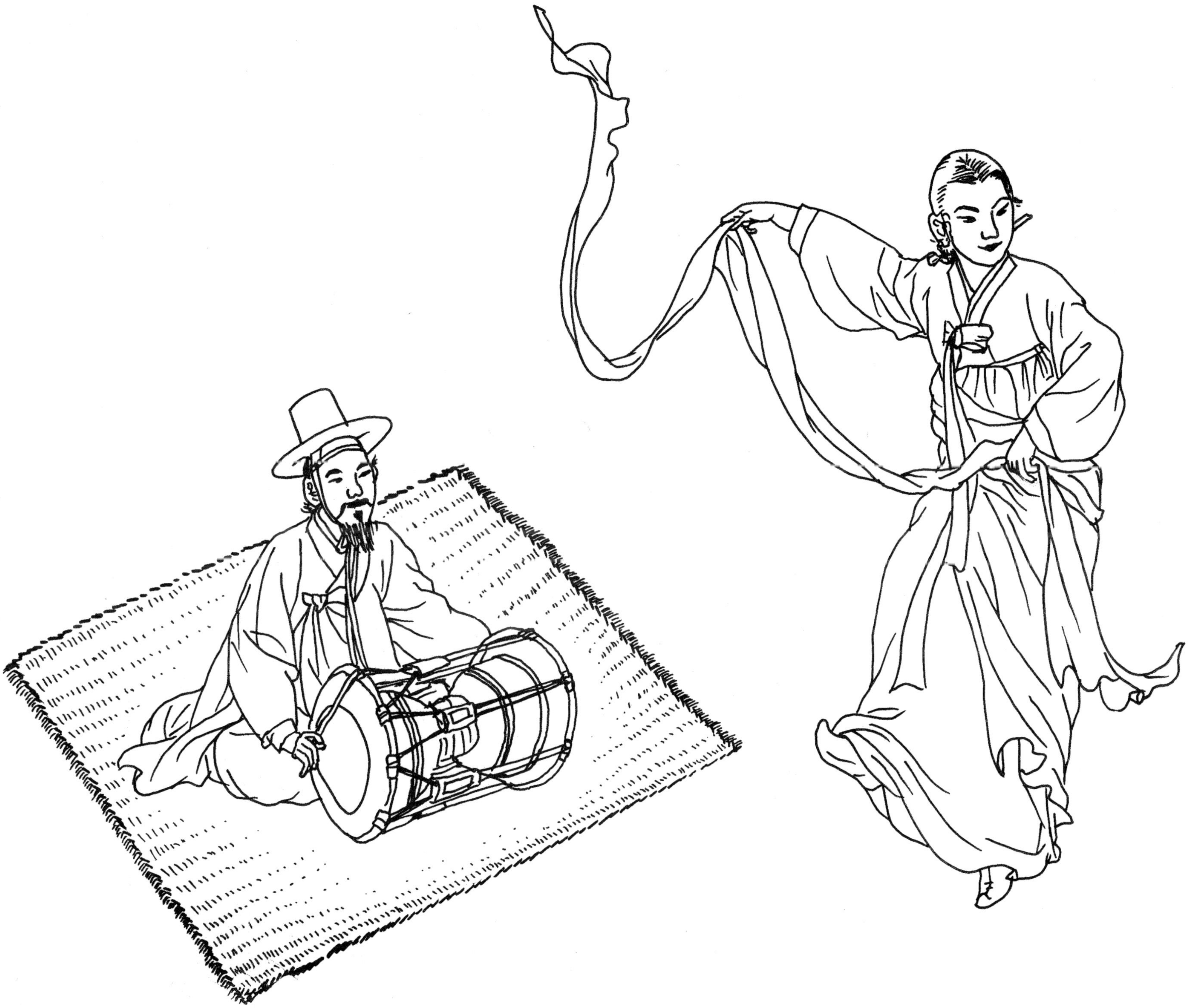

승무

승복을 입고 추는 불교적 색체가 강한 춤이다.
조선은 유교를 숭상하고 불교를 배척했는데 그러다보니 지식인들은 외면하고 부녀자들 사이에서 명맥을 이어왔다.
불교의식, 포교 등에 승무가 많이 사용되었는데 조선 말에 의식, 놀이, 춤 등을 수용하고 합치면서 지금의 민속춤으로 정립되었다.
특별한 날이 아니면 보기 힘들지만 부처님 오신날엔 전국의 사찰에서 볼 수 있는 춤이다.

조지훈의 승무(僧舞)에는
"얇은 사 하이얀 고깔은 고이접어 나빌레라" 라고 노래하고 있다.
승무의 나비춤을 묘사한 것인데 스님의 나비춤이 한 마리의 나비같다.

나의 어린시절

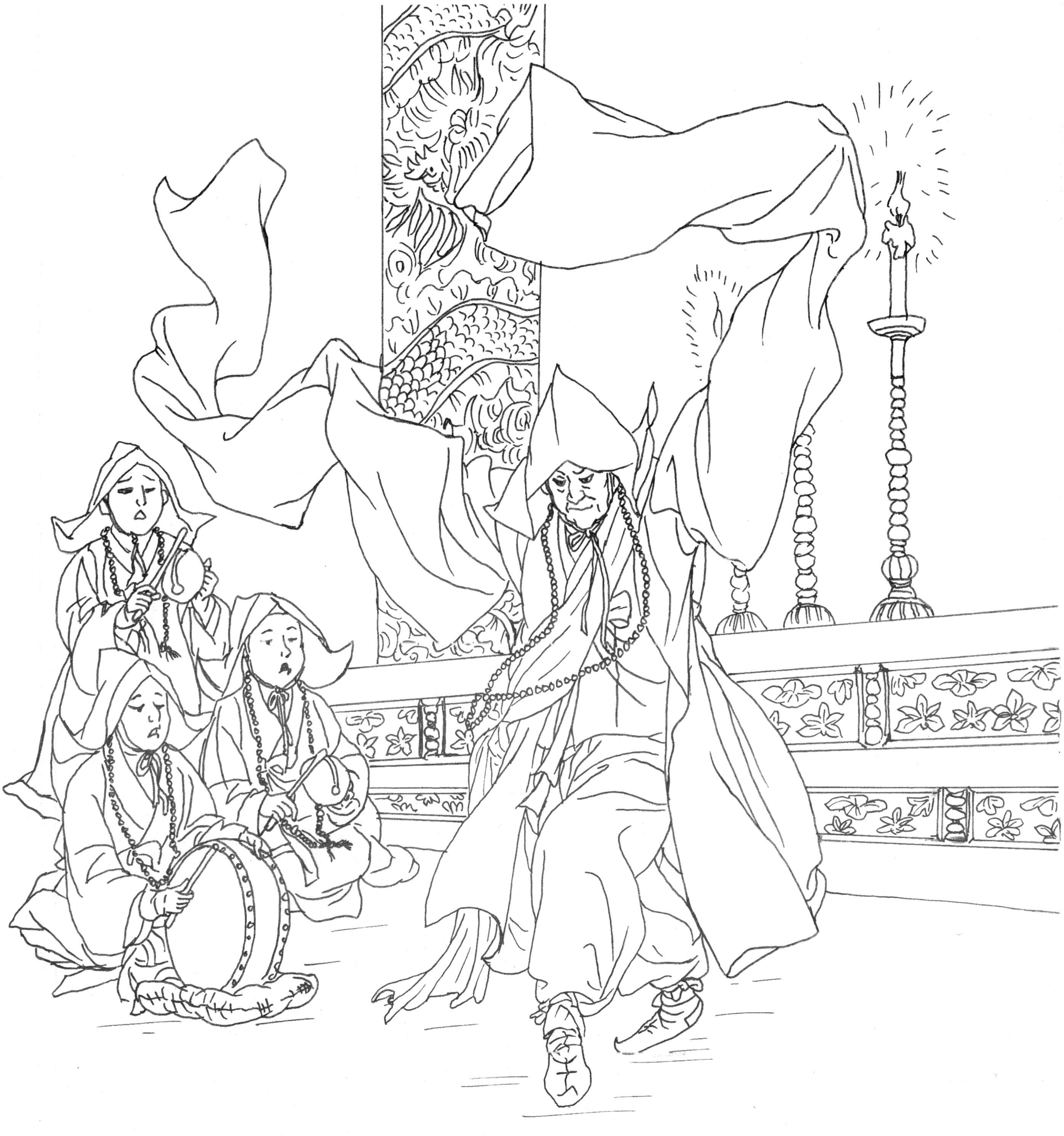

사자놀이

음력 정월 보름날, 사자탈을 쓰고 마을을 돌며 돈이나 곡식 등을 거두는 민속놀이이다.

광주리 등에 종이를 붙여 앞뒤로 두 사람이 들어가 춤을 추는 데 사자는 우리나라 동물이 아니다보니 서역에서 온 것으로 추정된다. 과거에 실크로드와 바닷길 등을 통해 아라비아 상인들이 오고 갔으니 그 때 전래된 동물인 듯하다.

호랑이는 너무 무서워 아예 탈춤의 소재로도 잘 안 쓰였지만 본 적 없는 상상 속의 사자를 좋은 이미지로 탈춤의 소재로 사용해 악귀를 쫓고 복을 가져오는 상징으로 사용한 것 같다.

나의 어린시절

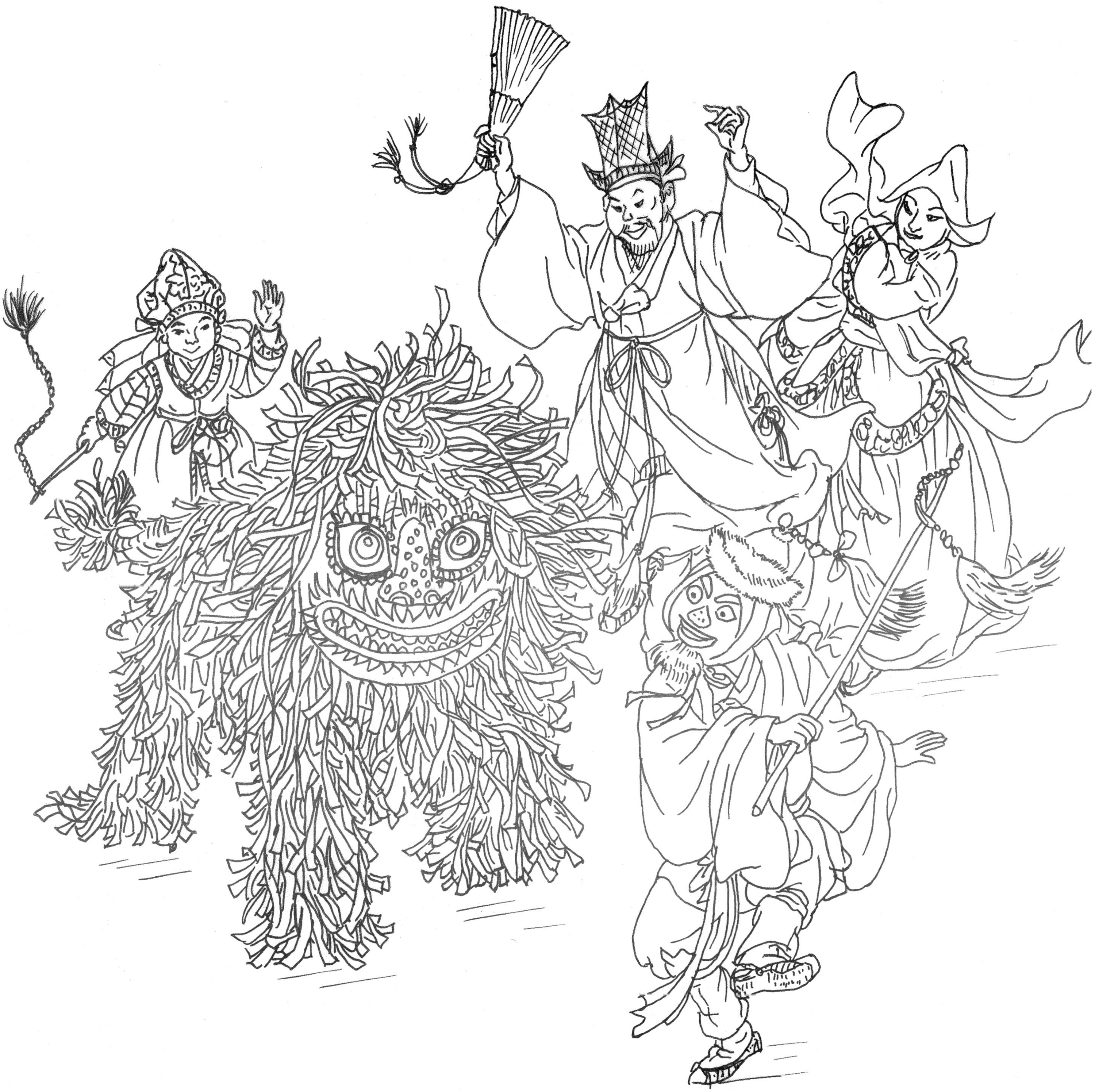

비석차기

예전에 고을 원님들이 백성의 고혈을 짜내 자기의 송덕비를 세우게 한 적이 많았다. 울분에 쌓인 백성들이 원님에 대한 원한으로 밤이나 남의 눈을 피해 송덕비를 차기도 했다.

이것이 놀이로 전래된 것이 비석차기이다. 비석처럼 생긴 돌을 차는 놀이이다.

마을의 공터같은 데는 늘 이러한 비석차기 선이 그어져 있어 혼자서도 연습삼아 비석차기를 하기도 하였다.

깨금발을 뛰면서 하는 놀이라 중심을 잘 잡고 그 상태로 비석을 차며 한 칸씩 나아가는 것이라 거리감에 대한 예지력이 있어야한다.

편을 나눌 때, 잘 못하는 친구들이 있게 마련이고 그 친구 때문에 질 경우 다음에는 그 친구를 같은 편에 두지 않으려고 서로 눈치를 보기도 했다.

나의 어린시절

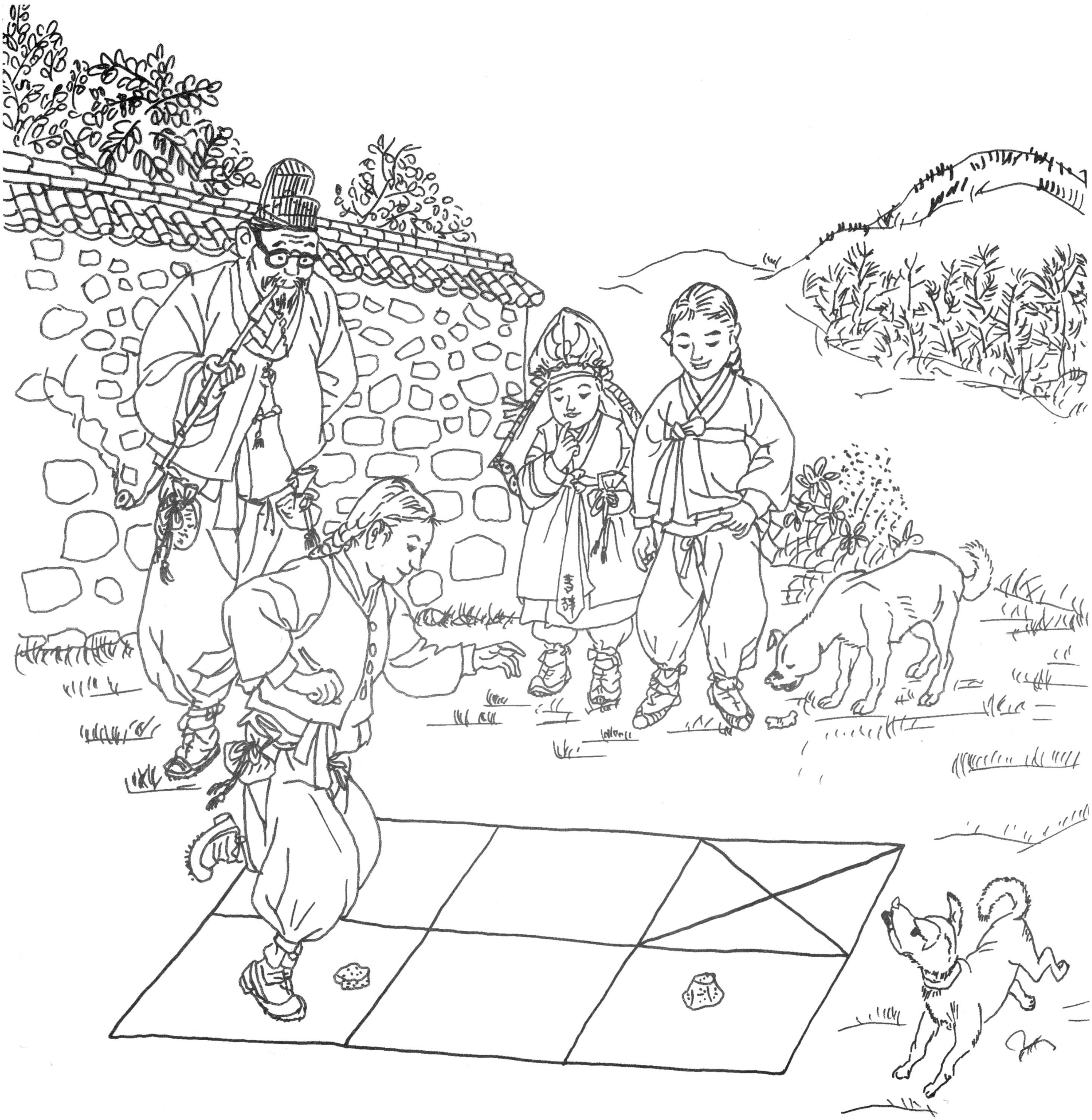

풀싸움

풀각시 놀이는 봄철에 여자 아이들이 '각시풀' 이나 '지랑풀' 또는 '무릇' 이나 '진풀' 같은 풀을 가지고 각시 인형을 만들어 노는 놀이이다.

풀싸움은 토끼풀이나 제비꽃을 뜯어다가 줄기와 꽃망울을 서로 엇걸어 잡아 당겨 꽃망울이 떨어지면 승부가 결정되는 놀이이다.

장난감이 따로 없던 시절에 산과 들에 나는 풀과 초목이 장난감이었고 먹거리이기도 했다.

나의 어린시절

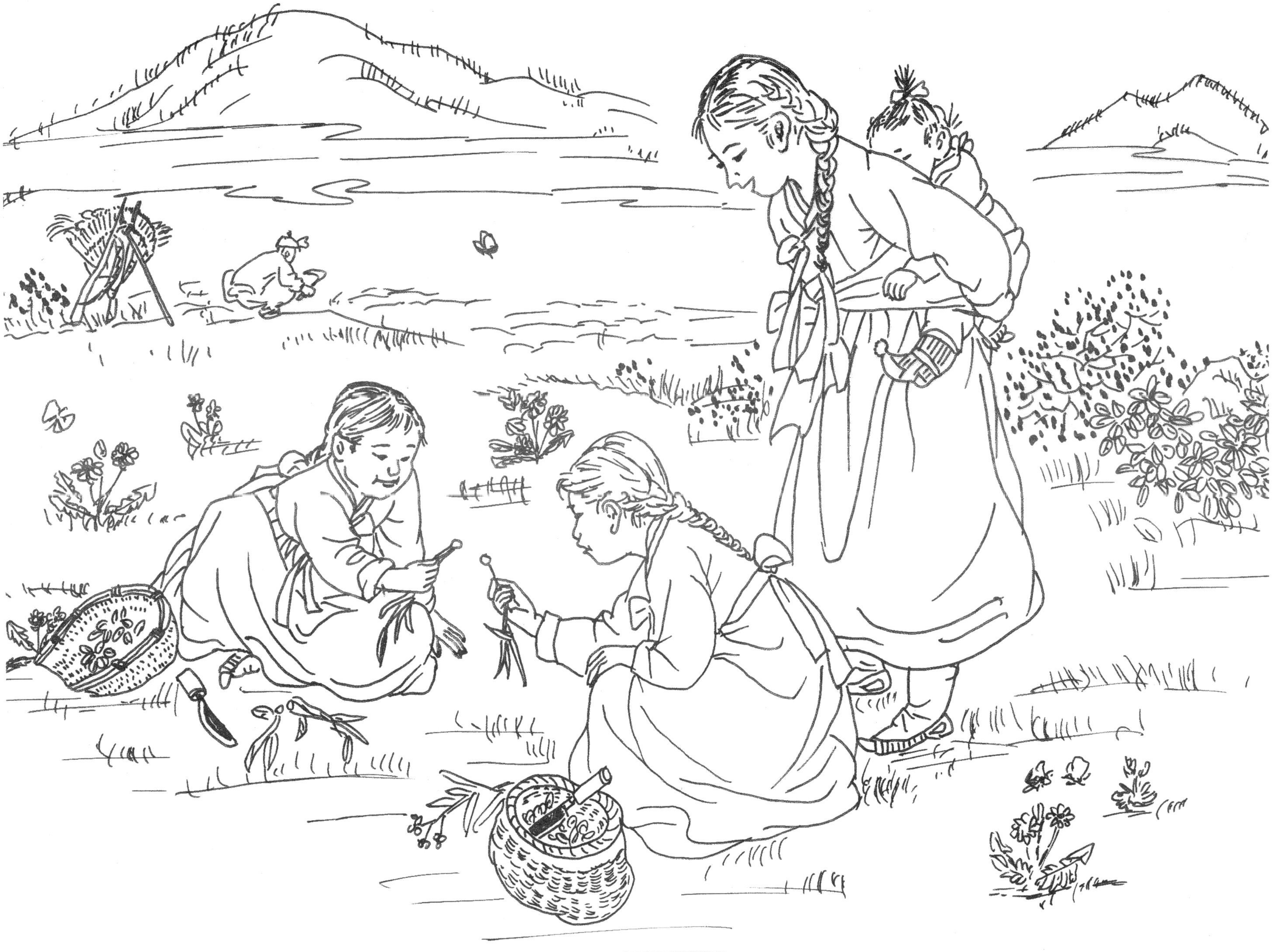

고누

두 사람이 말판에 말을 벌여놓고, 서로 많이 따먹거나 상대의 집을 차지하기를 겨루면서 노는 민속놀이로 별다른 도구 없이 아무 곳에서나 두 사람만 되면 언제든지 벌일 수 있어 폭넓게 오랫동안 전승되어 왔다.
실내보다는 바깥에서 많이 행해지하고, 겨울철을 제외하고는 수시로 하였다. 특히, 여름철 시원한 나무그늘에서 아이들은 물론, 어른들까지 일손을 쉬는 동안에 가볍게 벌이는 놀이이다.
아이들이 한참 고누를 하는데 지게짐을 지고 가던 맨상투쟁이가 지게를 받쳐두곤 땀을 닦으며 재밌게 구경을 한다.

나의 어린시절

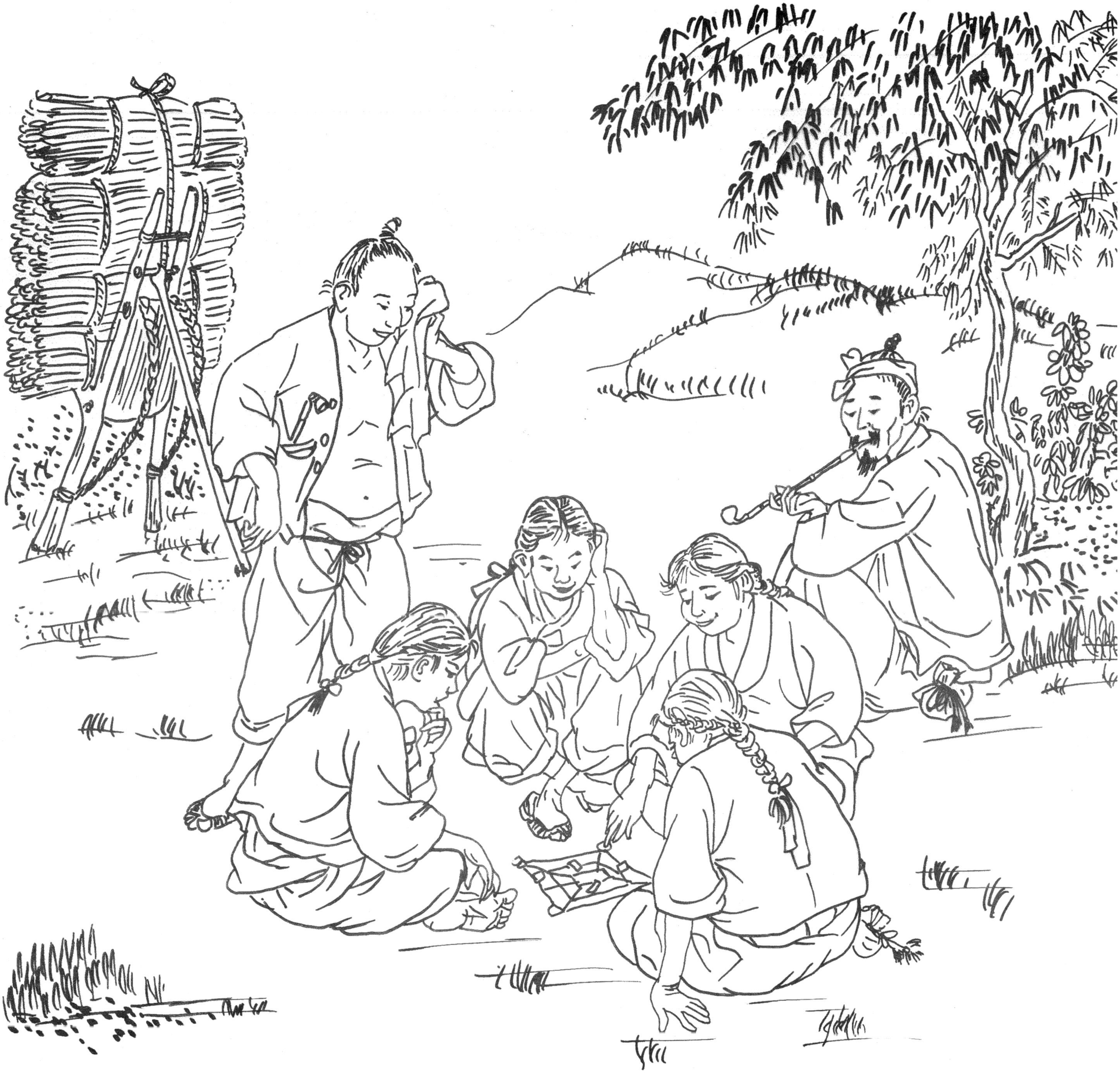

연날리기

늦가을이나 겨울에 연을 날리면 차가운 바람에 연이 마치 싱싱한 물고기가 살아 꿈틀대 듯 하늘을 올라갔다 내려갔다 큰 요동을 친다.

연싸움에서 노련한 연줄잡이는 다른 사람의 연줄을 끊어 날려버리기도 했다.

연날리기는 신라시대 김유신 장군이 전쟁에서 통신수단으로 썻다는 기록이 있을 만큼 오래된 놀이이다.

요즘도 연날리기를 좋아하는 사라들이 있어 공원 같은 곳에서 간혹 연 날리는 모습을 볼 수도 있지만 연을 많이 날리던 어린이들이나 청소년들이 요즘에는 컴퓨터 게임을 더 즐겨하다 보니 연날리기엔 그다지 흥미가 없는 것 같다. 오히려 나이 지긋한 사람들이 어린 시절을 추억하며 연을 날리는 일이 더 많은 것 같다.

나의 어린시절

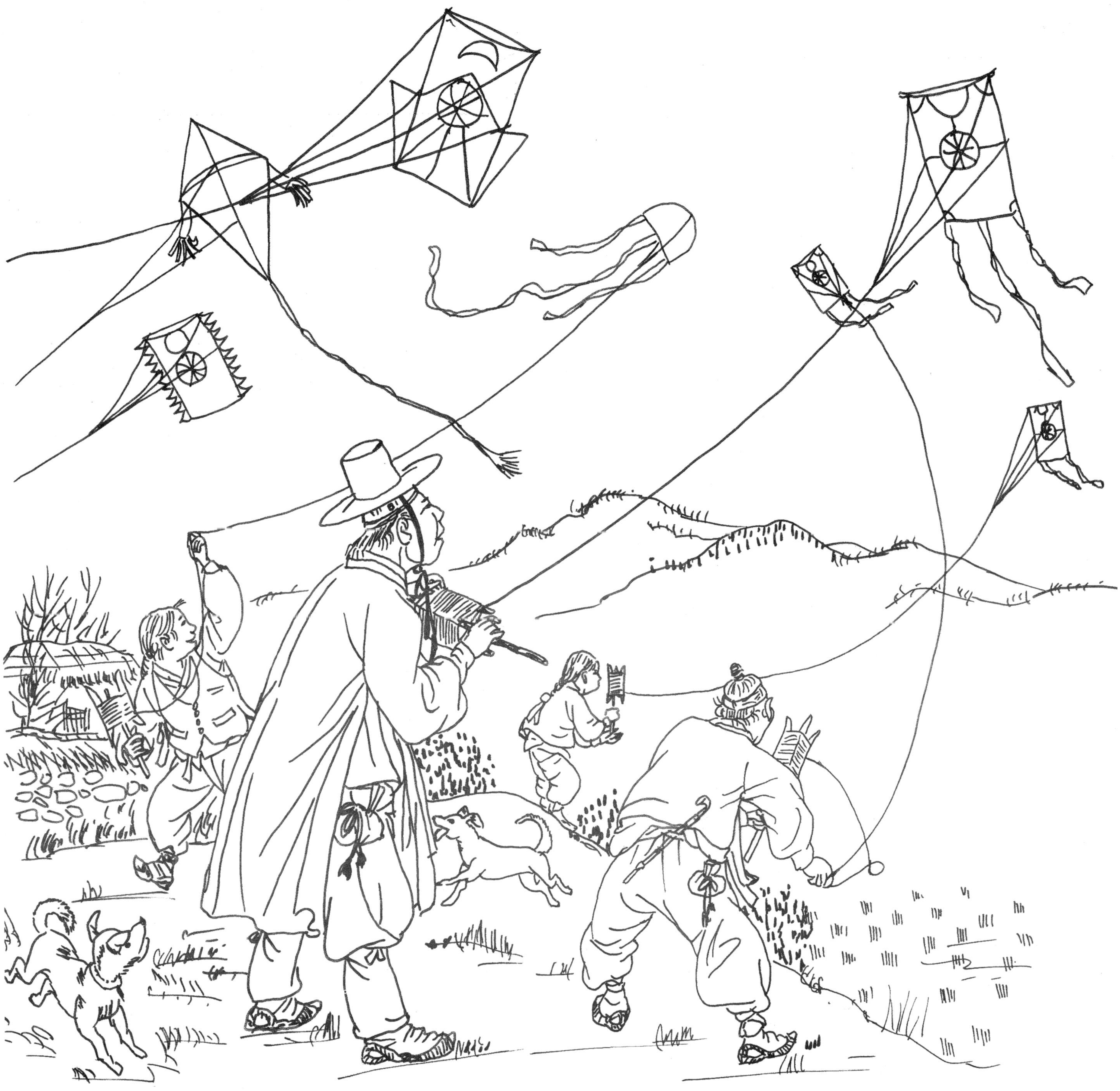

제기차기

제기차기는 어느 곳이나 어느 때나 찰 수 있어 누구나 즐겨하던 놀이로 요즘도 많은 사람들이 즐기고 있다.

제기 머리에 돌이나 쇠붙이를 넣어 만들기 때문에 아래로 떨어지려고 하고 떨어지는 제기를 차올려 승부를 가르는 놀이이다.

어른은 기본차기인 땅강아지 차기를 하고 있고 아이는 뒤축차기를 하고 있다.

겨우 걸음마를 하는 아기는 어른 따라 제기를 차려 하는데 잘될지 모르겠다.

동생을 보고 배시시 웃는 누나의 모습이 정겹다.

지붕에 올라간 제기는 숫자로 세는 게 맞을까?

나의 어린시절

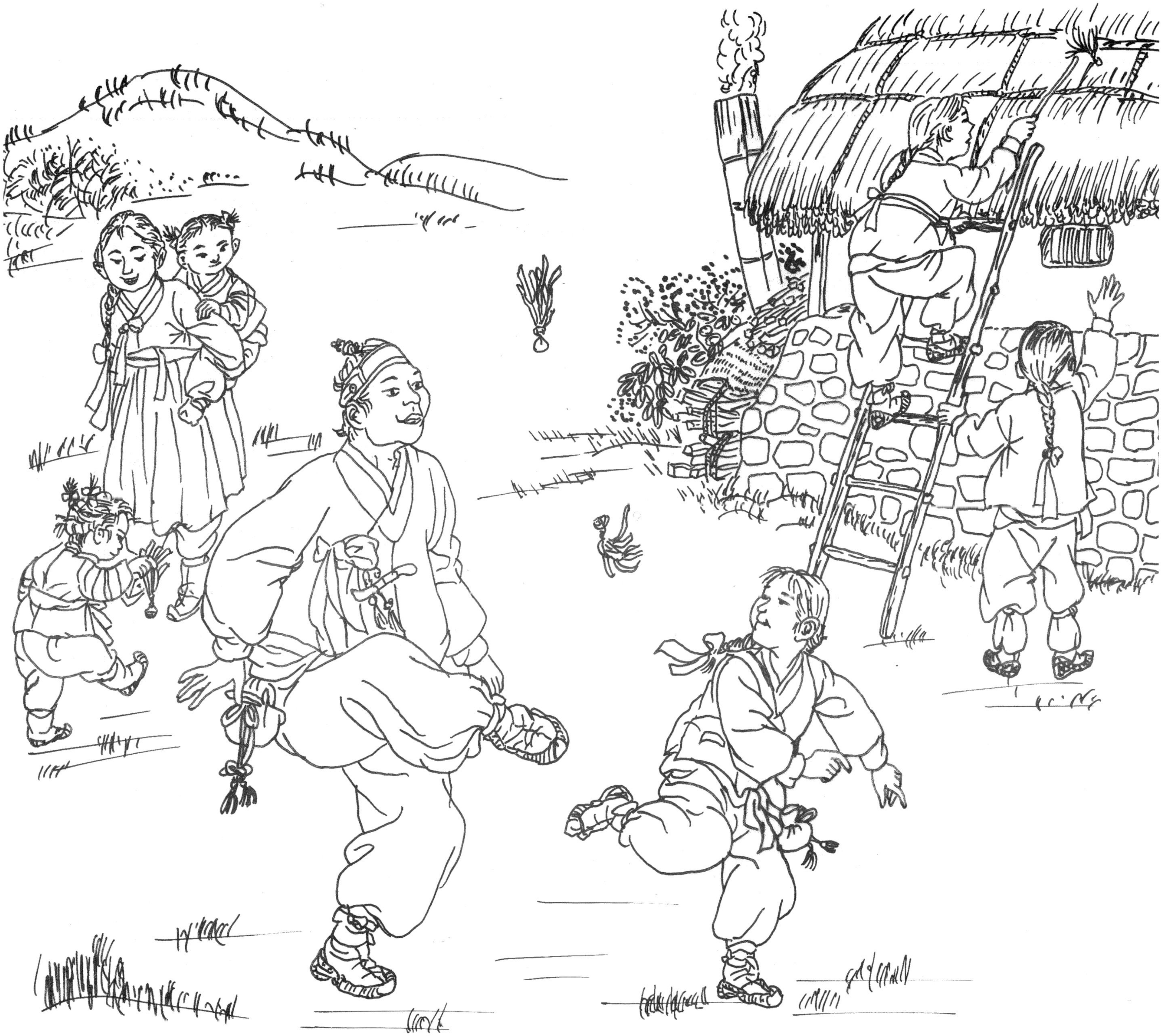

그네뛰기

5월 단오 즈음에 큰 나무에 줄을 매어 그네뛰기를 했다.

어린 처녀들이나 부녀자들이 그네뛰기를 많이 했는데 동네 젊은 총각들 애간장을 어지간히 녹였다.

그나저나 중늙은이가 막걸리 따르다 말고 그네뛰는 처녀의 나풀거리는 치마에 함박웃다 마누라의 국자에 제대로 맞을 것 같다.

단오가 지나면 그네 줄은 끊어버렸다고 한다. 그네가 그대로 있으면 일하다 말고 그네뛰려고 조바심을 낼거라 아예 없애버린 듯싶다.

요즘도 놀이터마다 그네가 있어 어린 아이들이 그네를 타며 웃는 웃음소리가 정겹다.

나의 어린시절

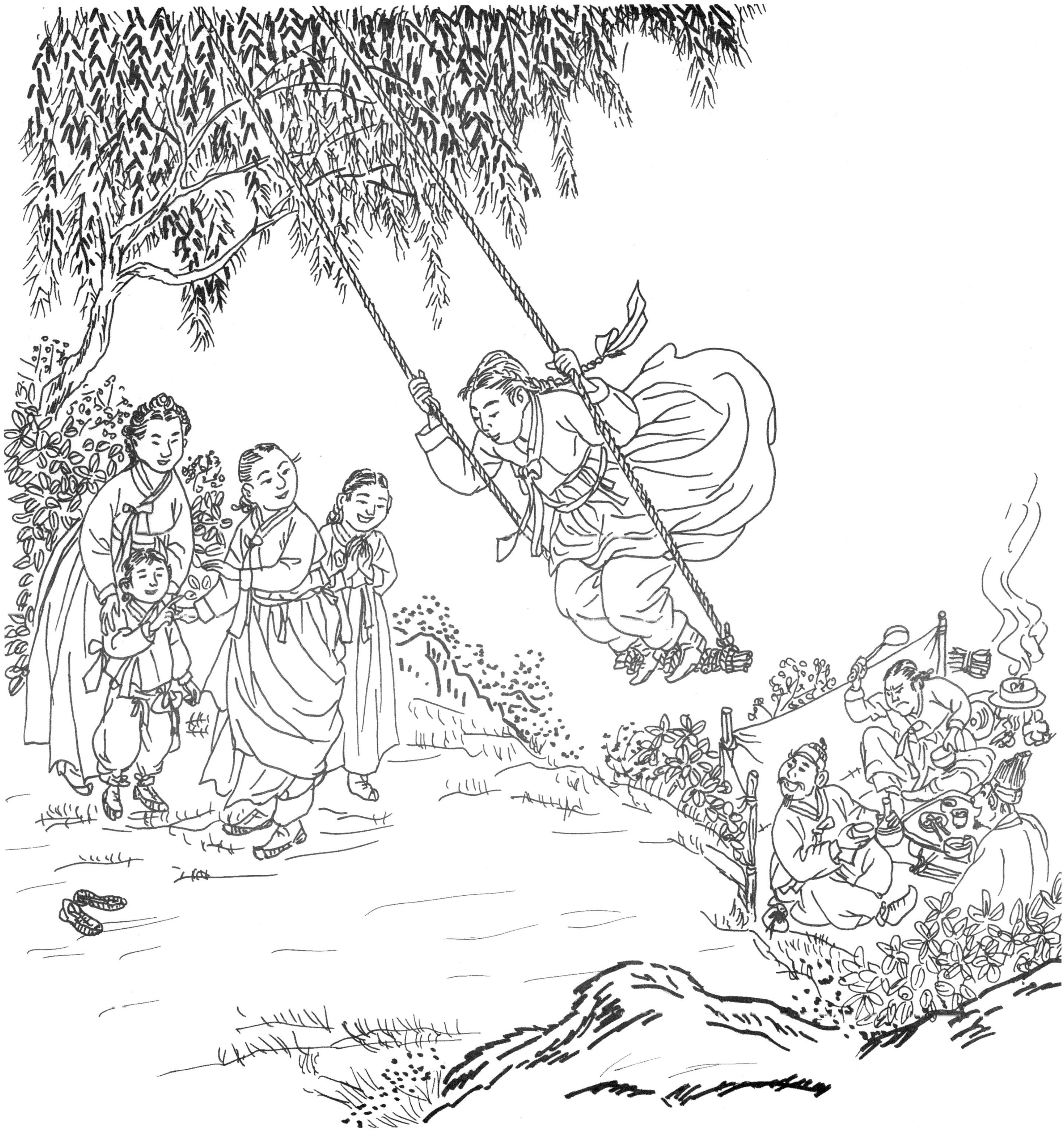

사냥

눈 위를 걸을 때 신는 설피를 신은 사냥꾼이 곰 사냥을 하고 있다.
곰은 겨울에는 겨울잠을 자는데 어떻게 깨워 밖으로 나오게 했을까? 시베리아 유목민들은 큰 나무 속에서 겨울잠을 자는 곰을 시끄럽게 해서 잠을 깨워 화가 난 곰이 나오면 총으로 사냥을 한다. 우리나라에서도 깊은 굴속에 잠들어 있는 곰을 개가 짖어 화를 돋워 밖으로 나오게 한 것 같다.
한번 밖으로 나온 곰은 결국 사냥감이 되고 만다. 만약 사냥감이 안 되고 살아나더라도 이미 굴 밖으로 나오고 많이 움직여 겨우내 잠을 자며 소모해야할 에너지를 한꺼번에 써버려 기진해 죽거나 굶어죽을 수밖에 없다고 한다.
농사철이 아닌 겨울이나 농한기엔 사냥을 하기도 했는데 옛날 이야기엔 나뭇꾼과 사냥꾼들이 나오는데 주로 사냥꾼은 좋은 이미지는 아니었던 것 같다.

나의 어린시절

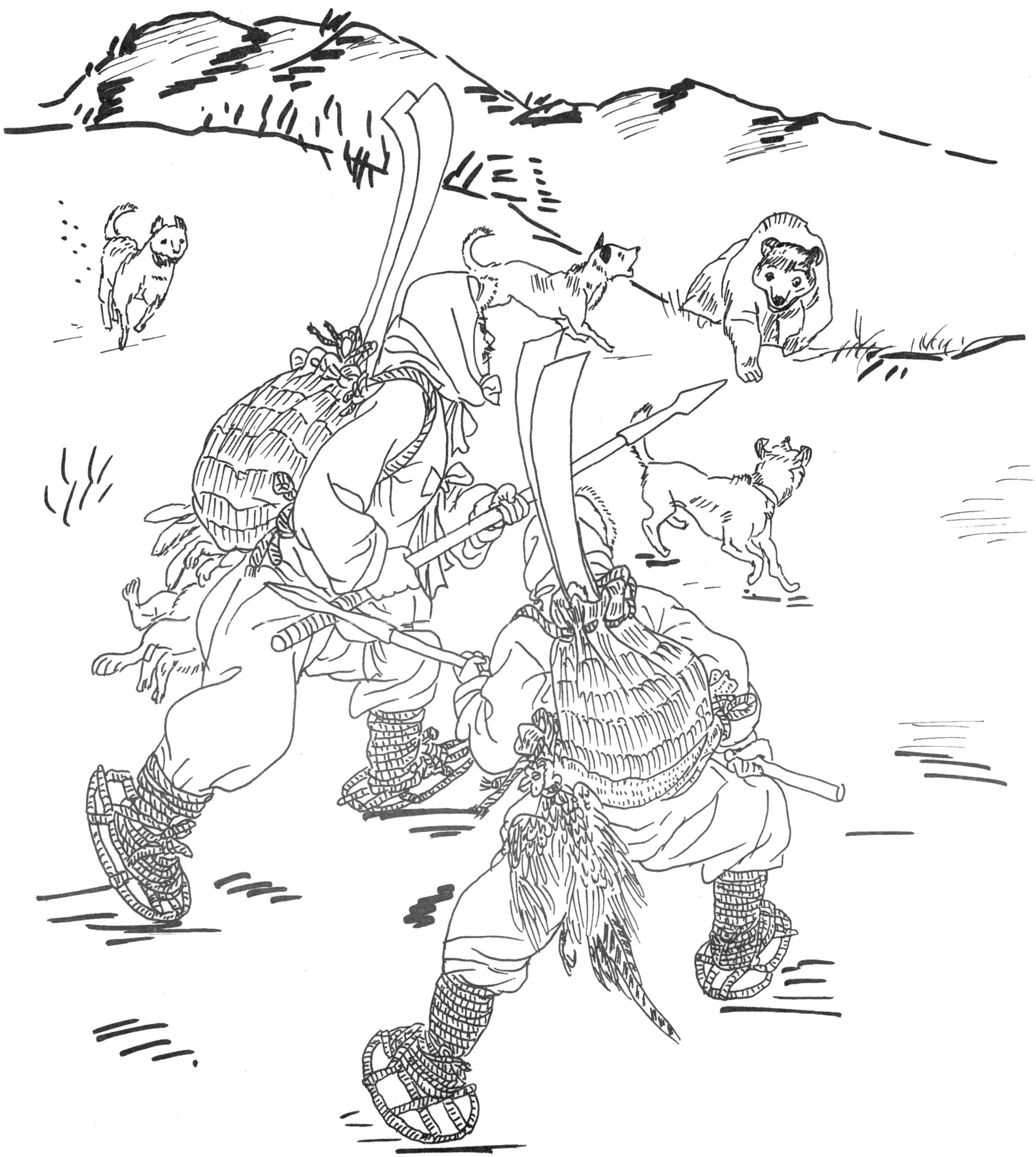

화투

화투는 우리나라 전통의 전래놀이가 된 듯한 느낌의 놀이이지만 포르투갈에서 일본을 거쳐 구한말 우리나라에 들어왔다. 그러나 들어온지 얼마 안 되어 전국적으로 퍼져 사회적인 문제가 되기도 했다고 한다.

12달을 상징하는 그림이 네 장씩 모두 48장으로 구성되어 있다.

놀이는 여러 가지가 있지만 요즘은 '고스톱'이란 놀이를 많이 한다.

상대가 어떤 패를 가지고 있고 무엇으로 점수를 낼 것인가를 생각하며 패를 내고, 먹은 것을 가져가 점수를 만들다보니 머리 회전이 빠르게 진행되어 치매예방에 좋은 놀이로 인식되고 있다.

그림에는 어린 동생이 누나의 패를 한 장 뒤로 슬쩍 숨겨 누나 애간장을 태우고 있다.

나의 어린시절

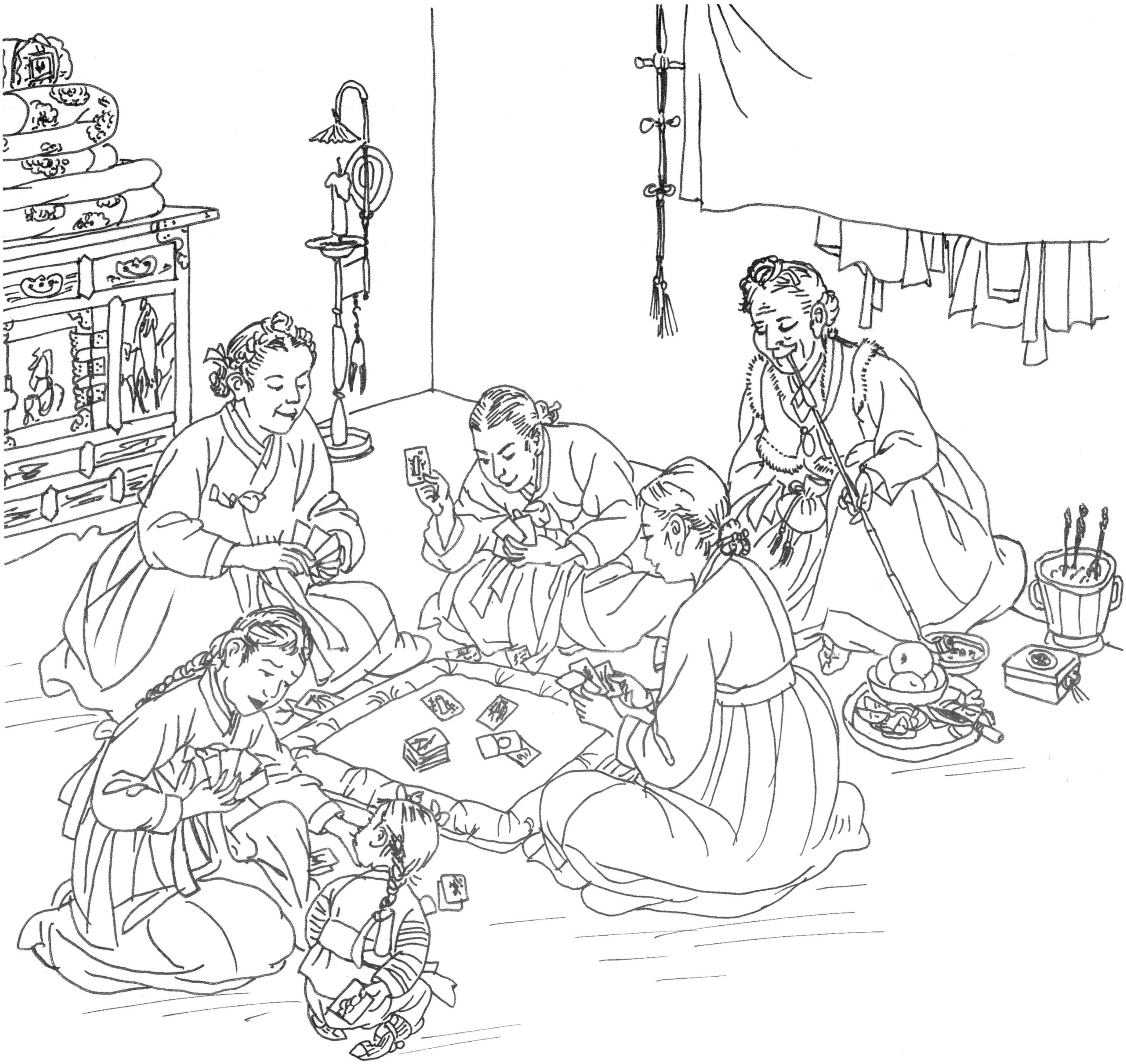

활쏘기

활쏘기는 인류의 역사와 같이한다. 사냥이나 전쟁도구로 오래전부터 많이 사용해 왔다.

우리나라 양궁실력은 세계최강이다. 워낙 잘하다보니 올림픽에서 한국 선수들이 싹쓸이하는 메달을 줄이기 위해 경기의 규정을 바꿀 정도로 경쟁국들에겐 큰 숙제이다. 여자 양궁은 수십 년째 올림픽 금메달을 싹쓸이 했고, 남자 양궁도 개인전이나 단체전에서 많은 금메달을 따고 있다.

우리 주변에는 간혹 국궁장을 볼 수 있는데 서양식 활로 경기를 하는 양궁과는 달리 전통의 활로 심신수련과 건강을 위해 활쏘기를 하고 있다. 그러나 많은 사람들이 쉽게 접하기엔 시설이나 접근성 등에 불편한 점도 있어 보편적인 운동이라고 하긴 어렵다.

석호정에서 갓을 쓴 남자가 활을 쏘는 여자의 자세를 잡아주고 있는데 과거 여염집 여인들이 활을 쏘는 것이 일반적이지 않은 걸로 봐선 여자들은 기생인 듯하다.

나의 어린시절

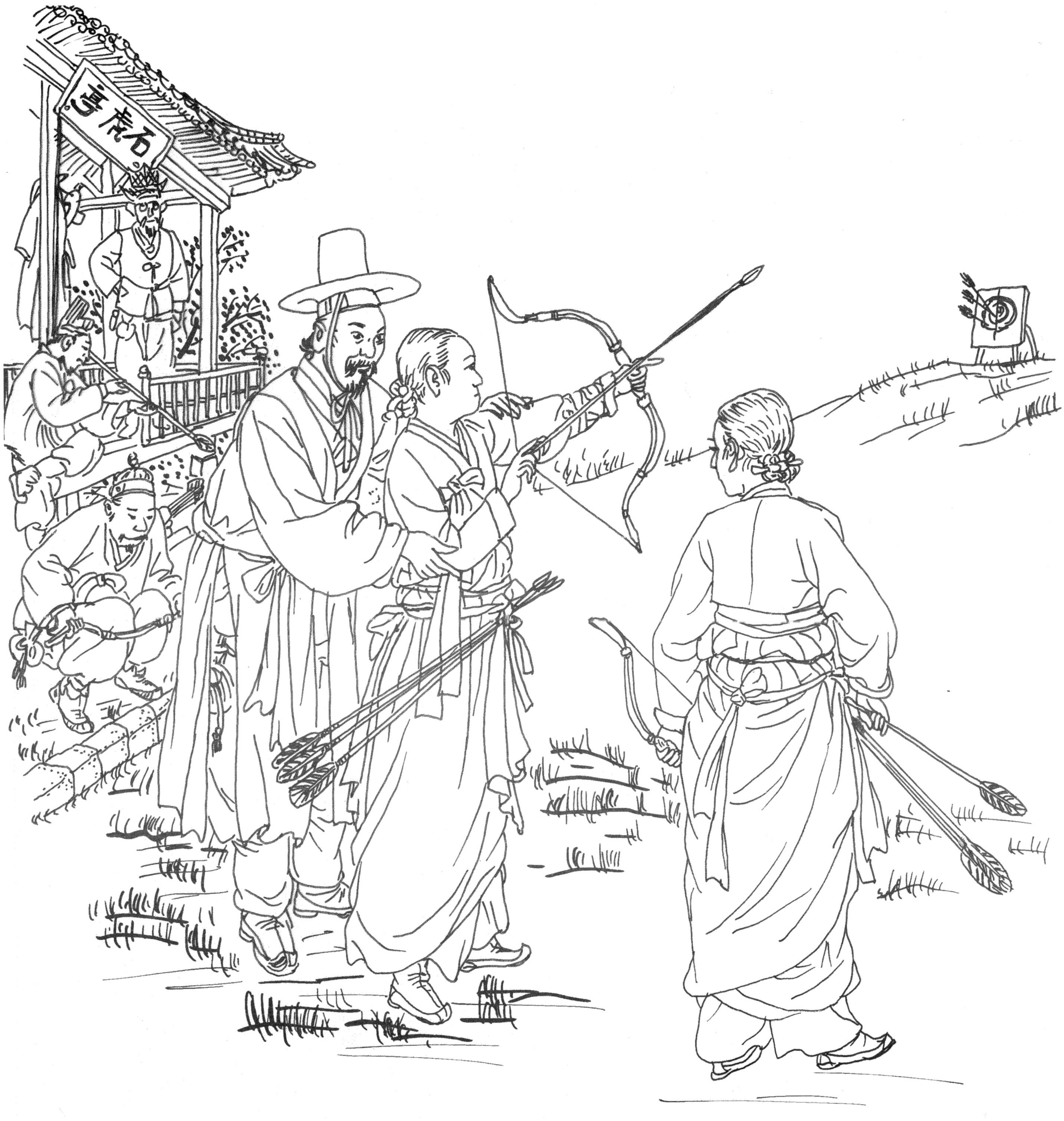
石虎亭

다듬이질

요즘은 전기다리미와 세탁소 등이 발달해서 다듬이질을 할 일도 없지만 과거엔 옷을 빨아 홍두깨에 둘둘 말아 다듬이 방망이로 다듬이질을 하면 옷이 구김살 없이 매끈하게 되었다.
오래전 어머니가 아버지 여름 삼베적삼을 다듬이질하는 것을 본적이 있었는데, 이젠 삼베옷 자체가 수의로 쓰일 뿐 잘 입지 않으니 다듬이질을 할 일도 없고, 다듬이돌은 장식용정도로 활용되고 있다.
두 여인이 장단에 맞춰 방망이질을 하는데 드라마 연속극에서나 볼 수 있는 장면이 되었다.
팔은 그대로 두고 손목의 부드러운 움직임으로 만들어내는 소리는 편안한 음악이지만 화가 난 여인의 다듬이질은 스트레스 해소가 되기도 한다.

나의 어린시절

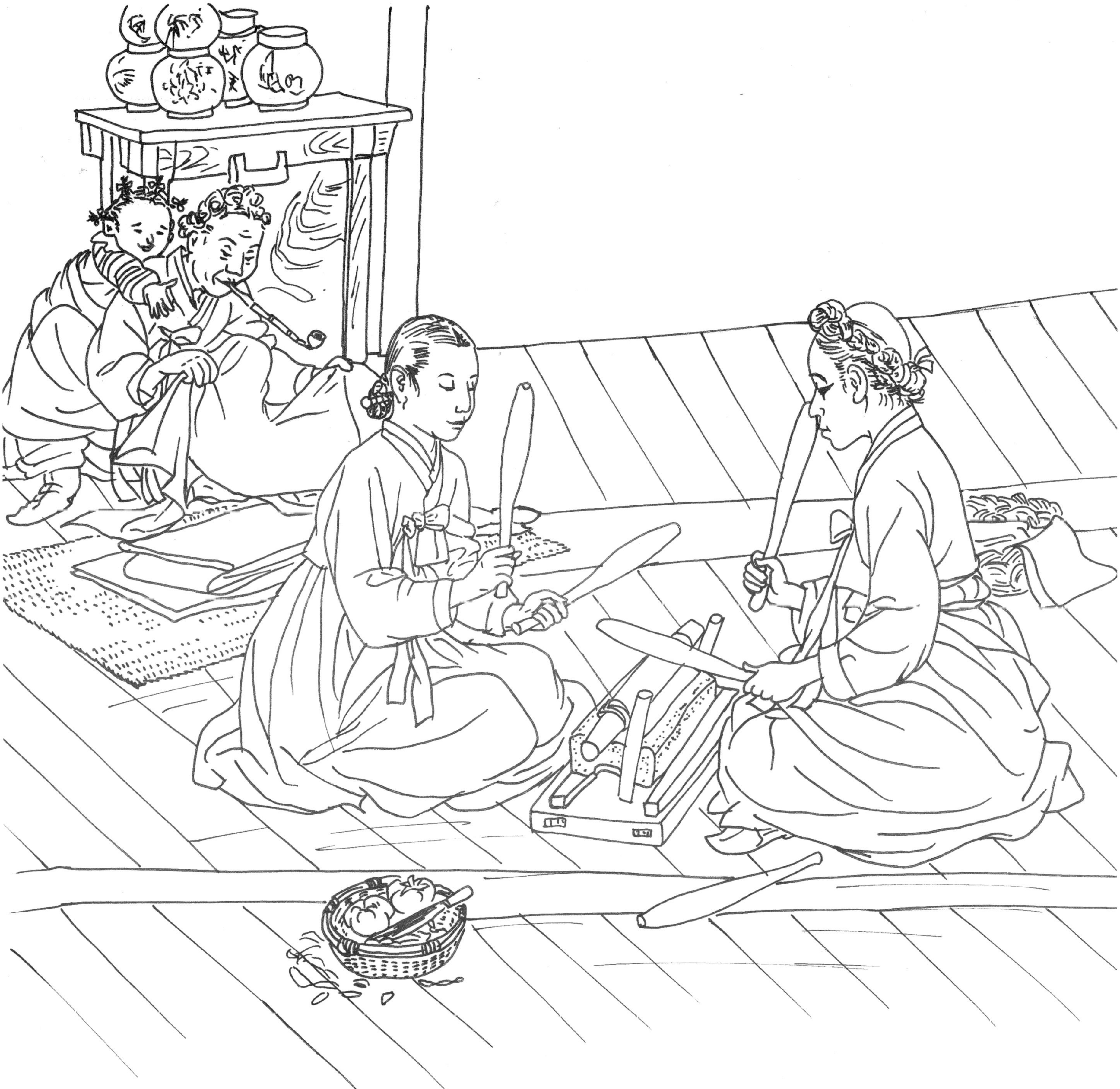

설빔

정월초하루 설날에 입는 새 옷이나 새 신을 설빔이라고 한다.
옷감도 귀하고, 만들기도 쉽지 않은 시절엔 옷을 넉넉하게 사서 입을 수도 없었다.
설날 새 옷 한 벌 입히려고 어머니는 밤새워 바느질을 하신다.
옷감은 베틀에서 짜야하는데 그 또한 보통의 노동이 아니다. 그렇게 만들어진 옷감으로 한땀한땀 정성스럽게 바느질을 해야 옷이 한 벌 만들어지는데 바느질을 아무에게나 맡길 수도 없으니 어머니 혼자 밤을 지세며 설빔을 만들고 있다.

나의 어린시절

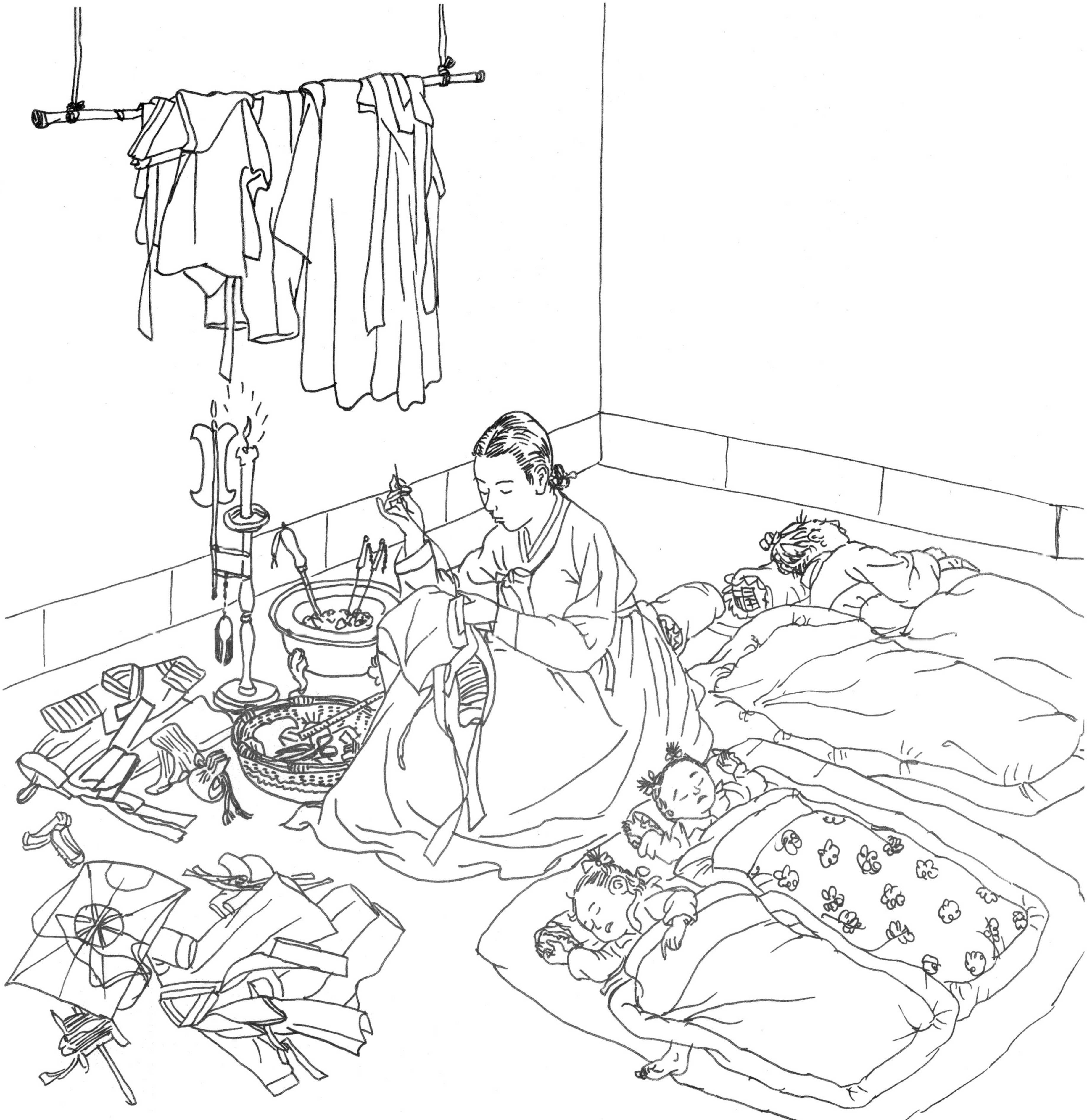

판소리

판소리는 한명의 소리꾼과 고수(북치는 사람)가 음악적 이야기를 엮어가며 노래(창), 말(아니리), 몸짓(발림)을 섞어가며 서사적인 이야기를 엮어가는 공연예술이다.

2003년 유네스코 무형문화유산으로 등재될 만큼 우수한 민속악이다.

많은 명창들이 제자들을 양성하고 흐름을 이어가고 있다.

판소리의 판은 넓은 마당을 뜻하는데 넓은 마당에서 많은 사람들이 듣는 소리이다.

판소리엔 흥부가, 춘향가, 심청가, 적벽가 등등 여러 개가 있는데 권선징악과 영웅담, 일부종사 등 사회와 가족을 유지하는데 중요한 소재들이 많이 들어있고, 애환을 노래하는 것이 많아 많은 인기를 유지하고 있다.

소리꾼의 소리에 할아버지, 할머니와 어린 손주들까지 모두 넋을 놓고 구경을 하고 있다.

나의 어린시절

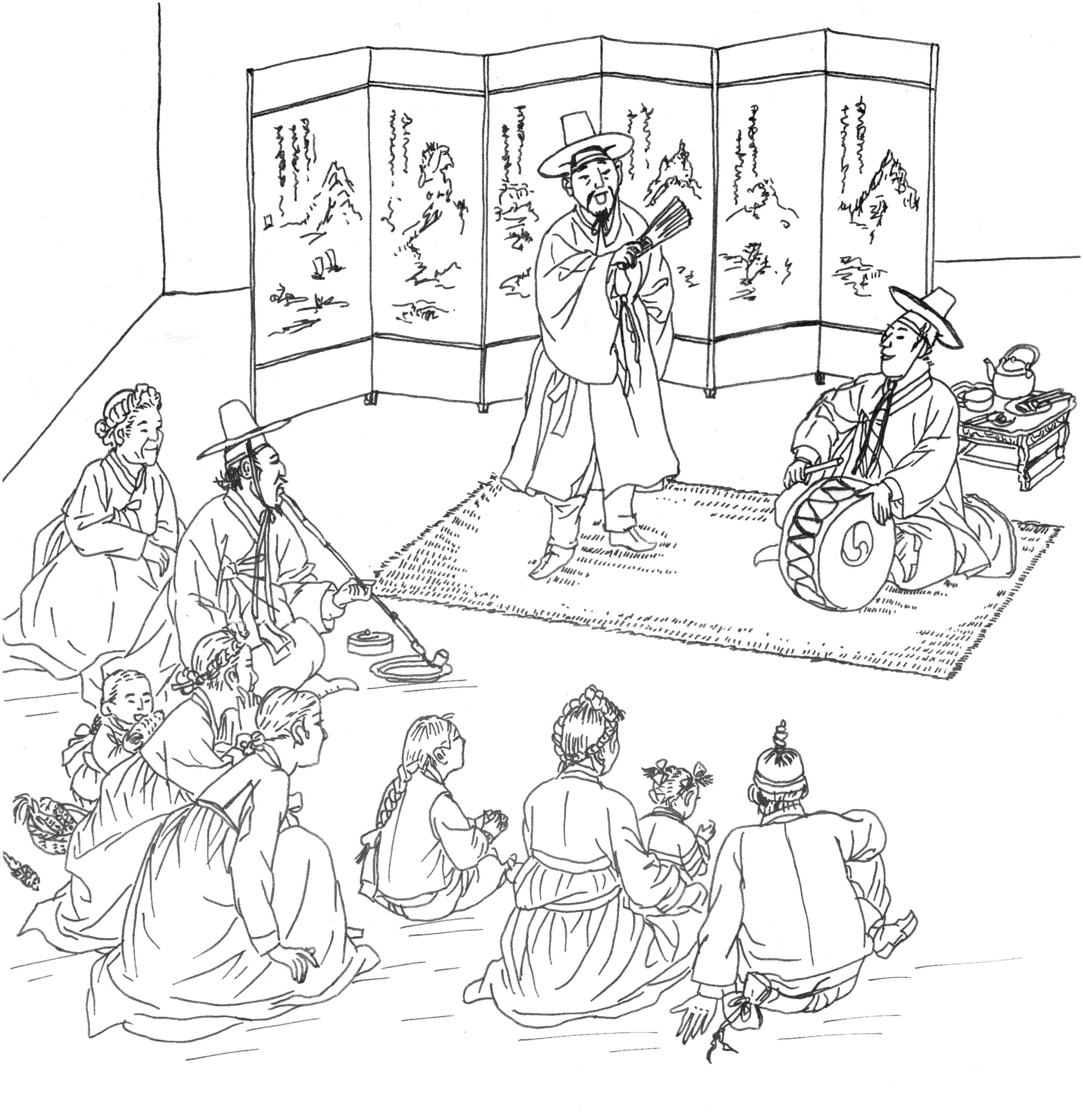

놋다리밟기

놋다리밟기는 경상북도 안동, 의성 등지에서 정월 대보름날 밤에 부녀자들이 하는 민속놀이이다.
고려 공민왕이 홍건적에 쫓겨 공주와 함께 경주로 파천하다 안동에서 개울을 건너게 되었는데 다리가 없어 인근의 소녀들이 나와 등을 굽혀 공주가 밟고 건너게 한 데서 시작되었다고 한다. 왕은 고마움에 경주로 가지 않고 안동에서 머물다 난이 끝나자 환궁하였다 한다.
안동에서는 "놋다리밟기를 놀아야 풍년 든다."는 말이 전한다. 정월 대보름날 밤에 둥근 달 밑에서 출생을 담당하는 여성들만이 모여 논다는 의미에서 농경사회의 풍년기원의 뜻도 있다고 한다.
그림에선 공주 역을 맡은 소녀가 양쪽에서 잡기 쉽게 올려준 막대를 잡고 건너가고 있는데, 보통 양쪽에서 손을 잡고 건너기도 한다.

나의 어린시절

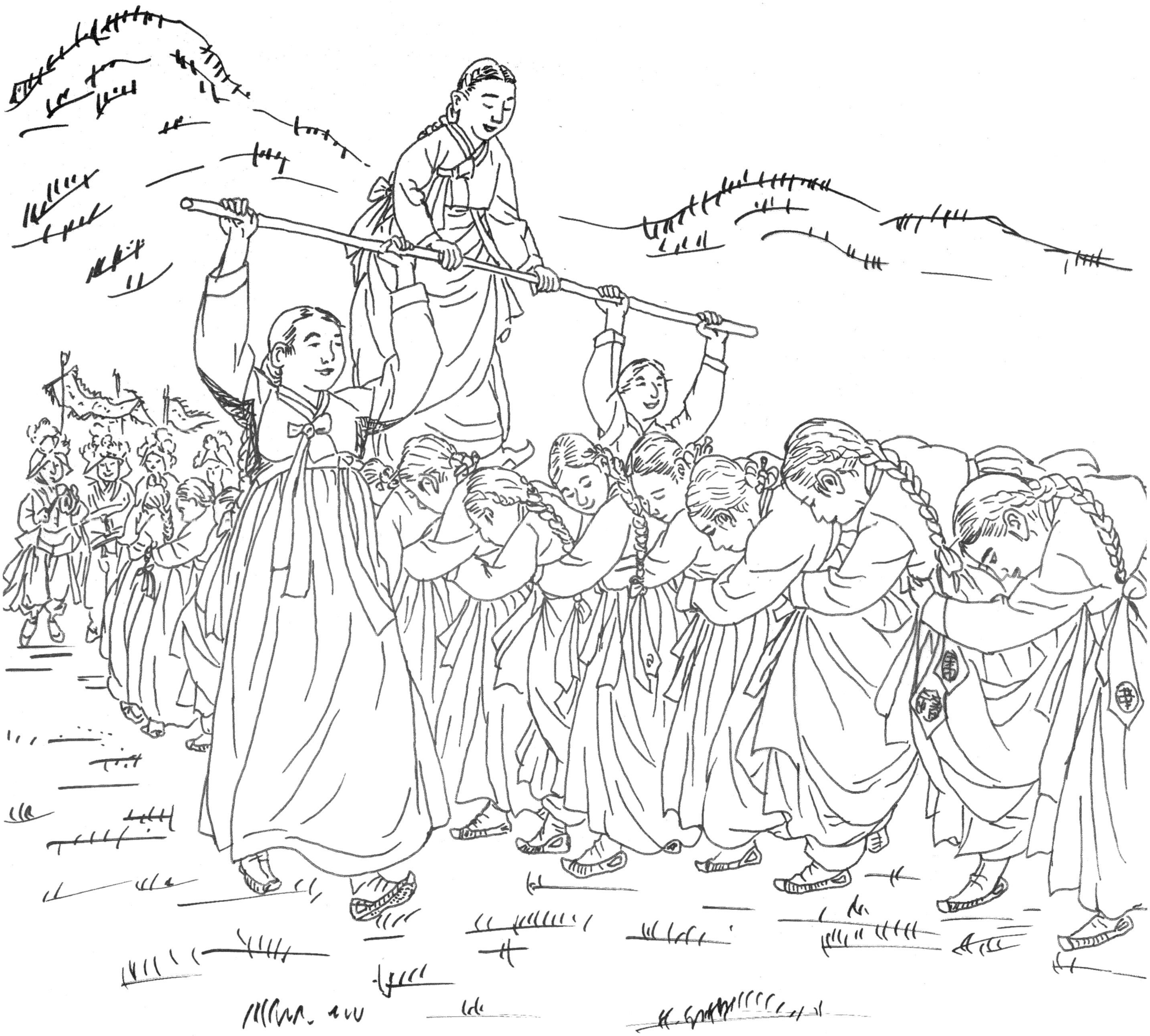

돌잔치

태어나서 만 일 년이 되는 날 돌잔치를 한다. 요즘에는 돌잔치가 아이가 태어나면 누구나 다 하는 잔치지만 영아 사망률이 높았던 과거엔 돌잔치를 한다는 것도 쉬운 것은 아니었다.

이 댁은 할아버지, 할머니, 아버지, 어머니, 누나, 형까지 아주 다복한 집안이다.

돌잡이가 무엇을 잡을지, 어른들이 내심 바라는 마음은 다르지만 아기가 건강하고 똑똑하게 잘 자라주길 바라는 마음은 한결같았다.

나의 어린시절

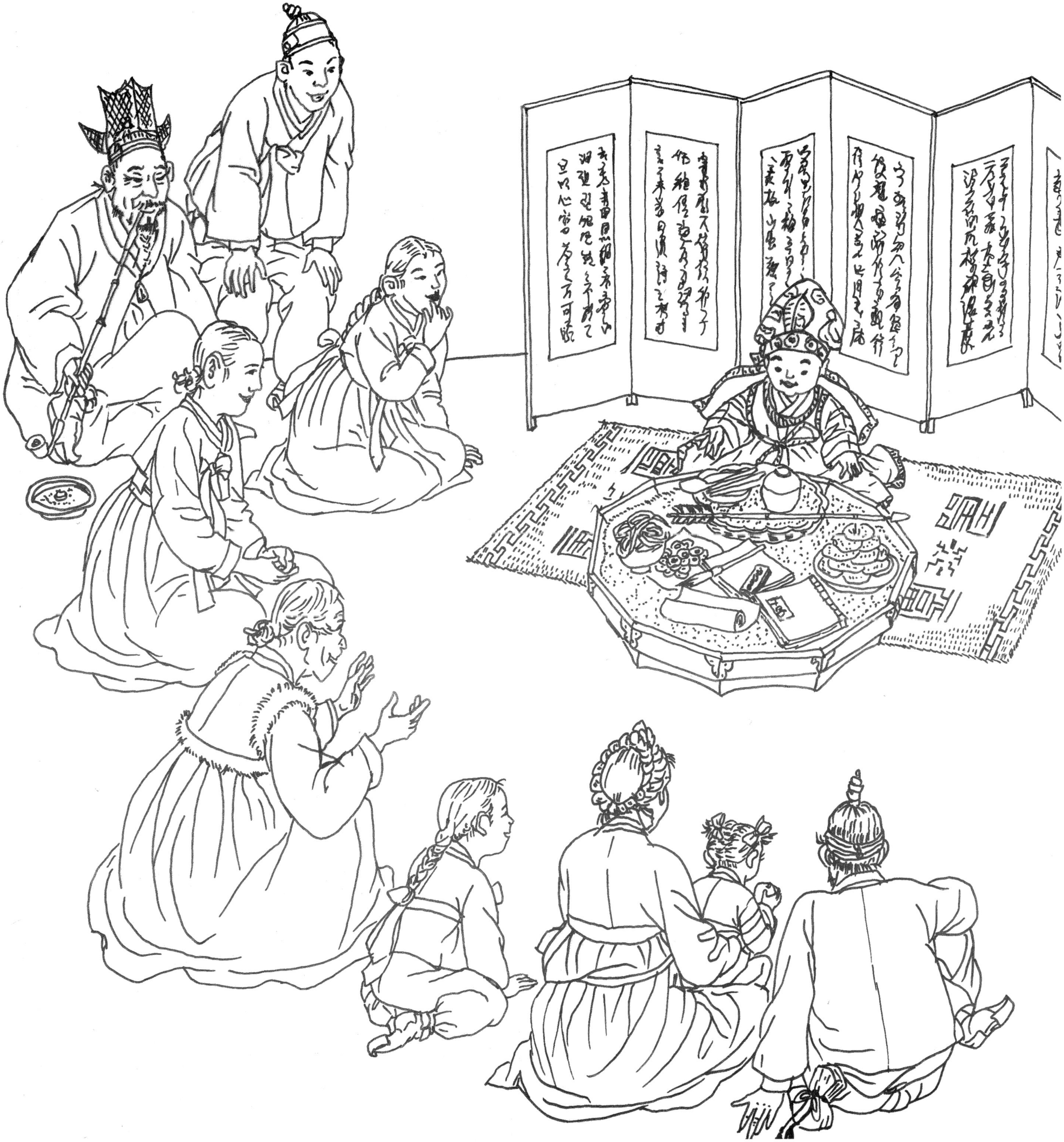

무당굿

동네마다 무당들이 있어 마을과 가정의 길흉화복을 점치고 굿을 하여 액을 풀고 하였다. 일제강점기와 산업화 시대를 지나며 무당굿을 미신으로 무시하기도 하였지만 과학적으로 이해되지 않는 수많은 초자연적인 현상에 대해 사람들은 혼란을 겪고 있는 것도 사실이다.

예부터 대무당이 신령들께 국태민안과 마을 · 가정의 안녕을 기원하는 굿은 가정과 공동체, 국가적으로도 큰 행사였다.

유교를 숭상하던 조선시대에도 궁궐의 여인들은 소격서에서 굿을 하였고, 그 굿을 관리하는 소격서 관리도 있었다. 세종대왕님도 굿에 들어가는 비용을 줄이라고 관리에게 지시하는 글이 실록에 나오는 것으로 봐 제법 굿의 규모도 컷 던 모양이다.

구복을 기원하는 우리민족의 기도의 염원은 수천 년을 이어와 지금도 자식 잘 되길 비는 어머니들의 정성어린 기도를 쉽게 볼 수 있다.

나의 어린시절

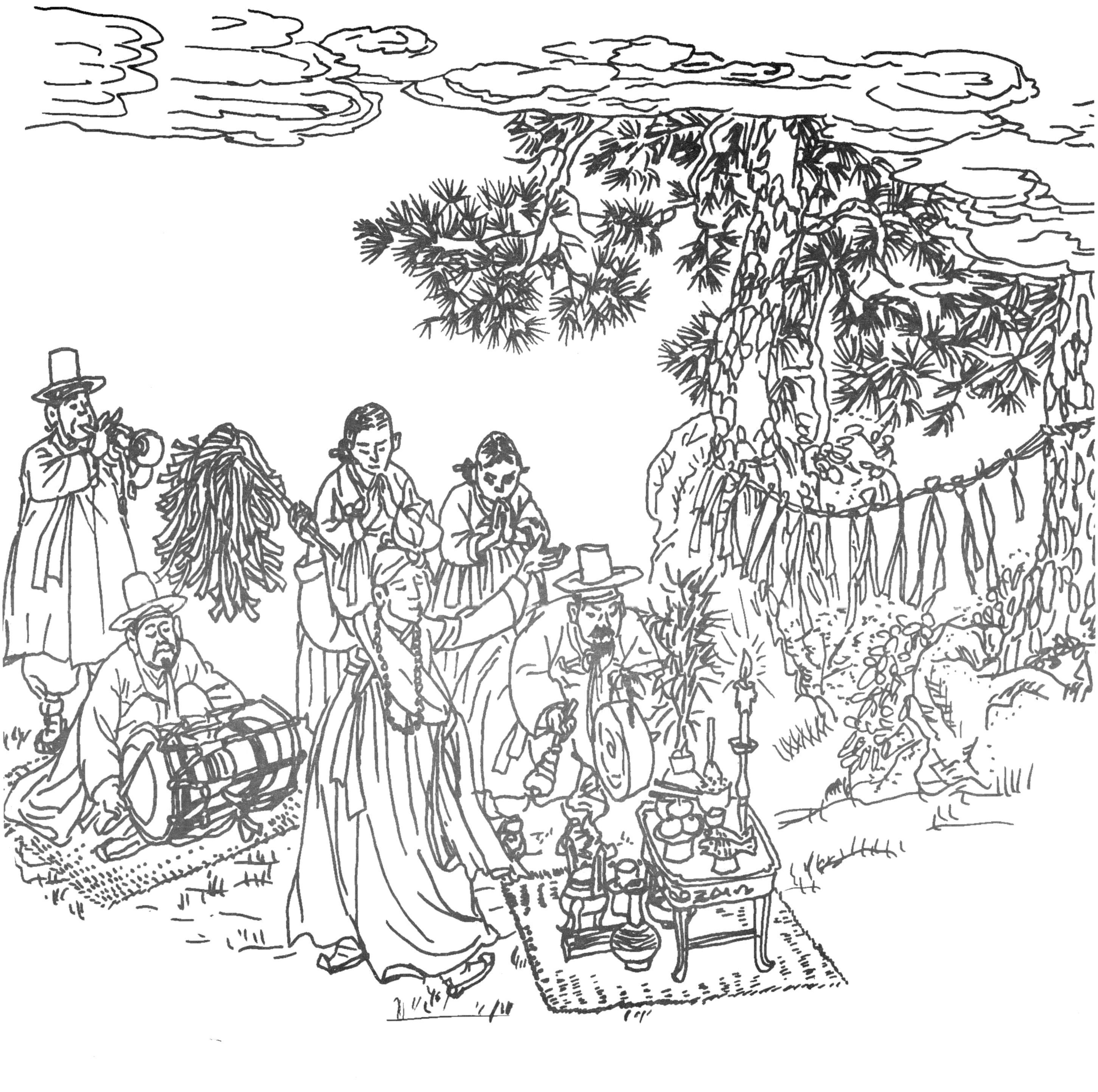

보리타작

거둬들인 보리이삭을 털어 알곡을 만드는 작업을 보리타작이라고 한다.

1960년대만 해도 보릿고개를 넘기느라 고통의 시절을 보냈다. 지난 가을에 수확한 양식은 겨울과 봄을 보내며 다 먹고, 먹을 것이 떨어져 굶주림을 견뎌야하는 시기에 봄에 수확하는 보리는 생명을 이어주는 고귀한 양식이었다. 보리가 영글어 먹을 수 있게 되기까지 어려운 시기를 보릿고개라 했고, 황금찬 시인은 '코리아의 보릿고개, 안 넘을 수 없는 운명의 해발 구천 미터'라며 에베레스트 산보다 넘기 힘든 고개라고 노래하기도 했다.

동네 남정네들이 도리깨를 휘둘러 보리타작을 하고 있다. 이제 보릿고개를 넘었다는 안도감에 도리깨질에 힘이 있다.

나의 어린시절

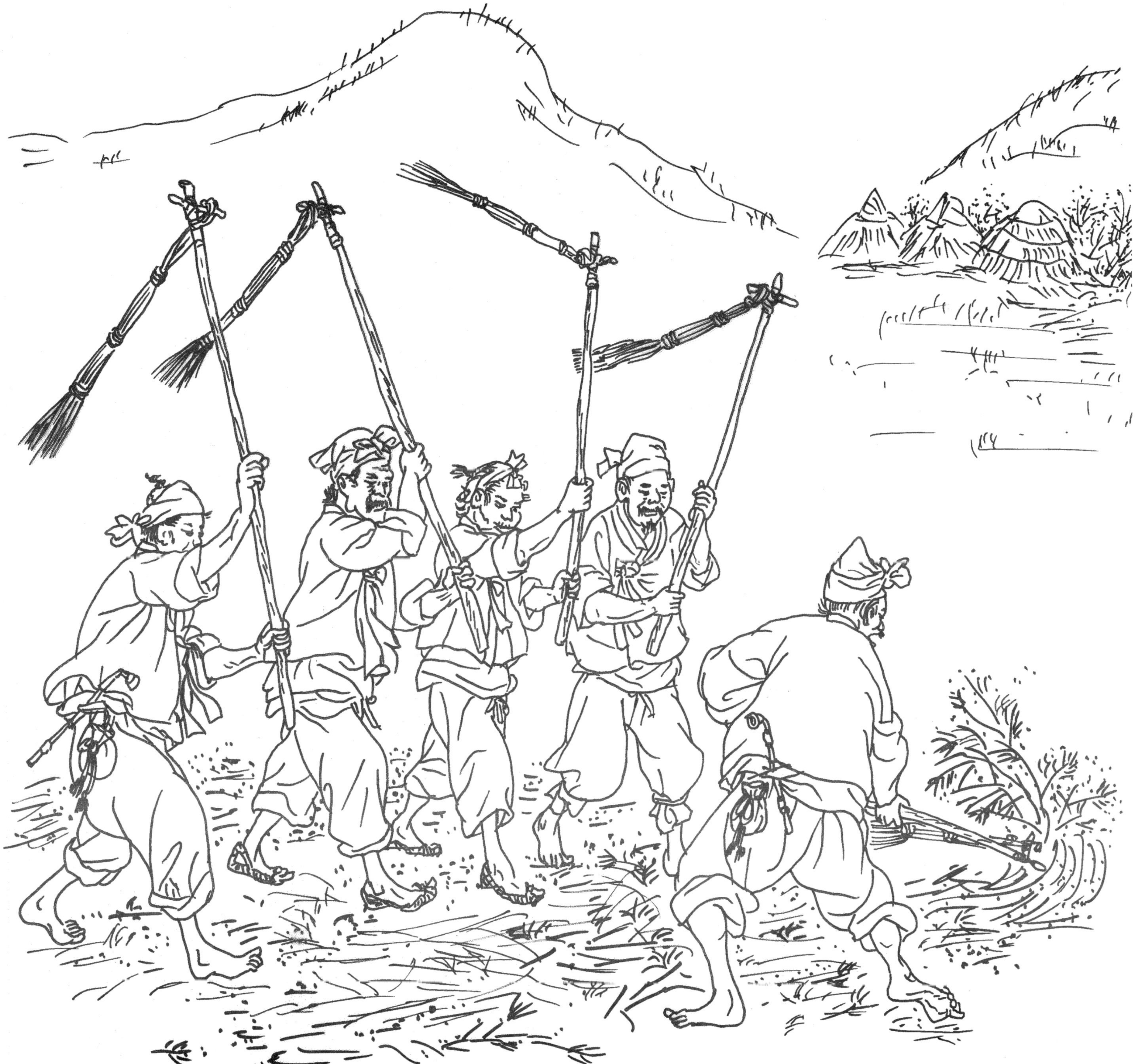

콩서리

가을에 콩이 익어갈 즈음 불을 피워 콩을 구워먹곤 했다.
서리는 주인 몰래 살짝 훔쳐다 먹는 게 묘미인데, 여기선 콩밭 주인이 아예 자릴 잡고 아이들과 콩서리를 하고 있다.
풋콩 몇 개를 구워먹는데 먹은 것 같지도 않으면서 온 입은 숯검뎅이가 되곤 해 집에 가선 지저분하다고 혼나기도 했었다.
콩은 우리나라가 주산지라고도 한다. 두부를 만드는 콩은 6.25전쟁 이후 미국으로 건너갔는데 드넓은 미국에서 무한정 생산하여 전 세계 유통의 많은 부분을 차지하고 있다고 한다. 그러나 대부분 유전자 변형 콩으로 먹으면 몸에 이상이 올까 걱정스러워 미국산 콩은 잘 안 먹으려 한다. 콩서리하며 먹을 만큼 몸에 아무런 이상을 주지 않던 흔한 콩이 유전자가 변형되어 공급되고 있으니 씁쓸하다.

나의 어린시절

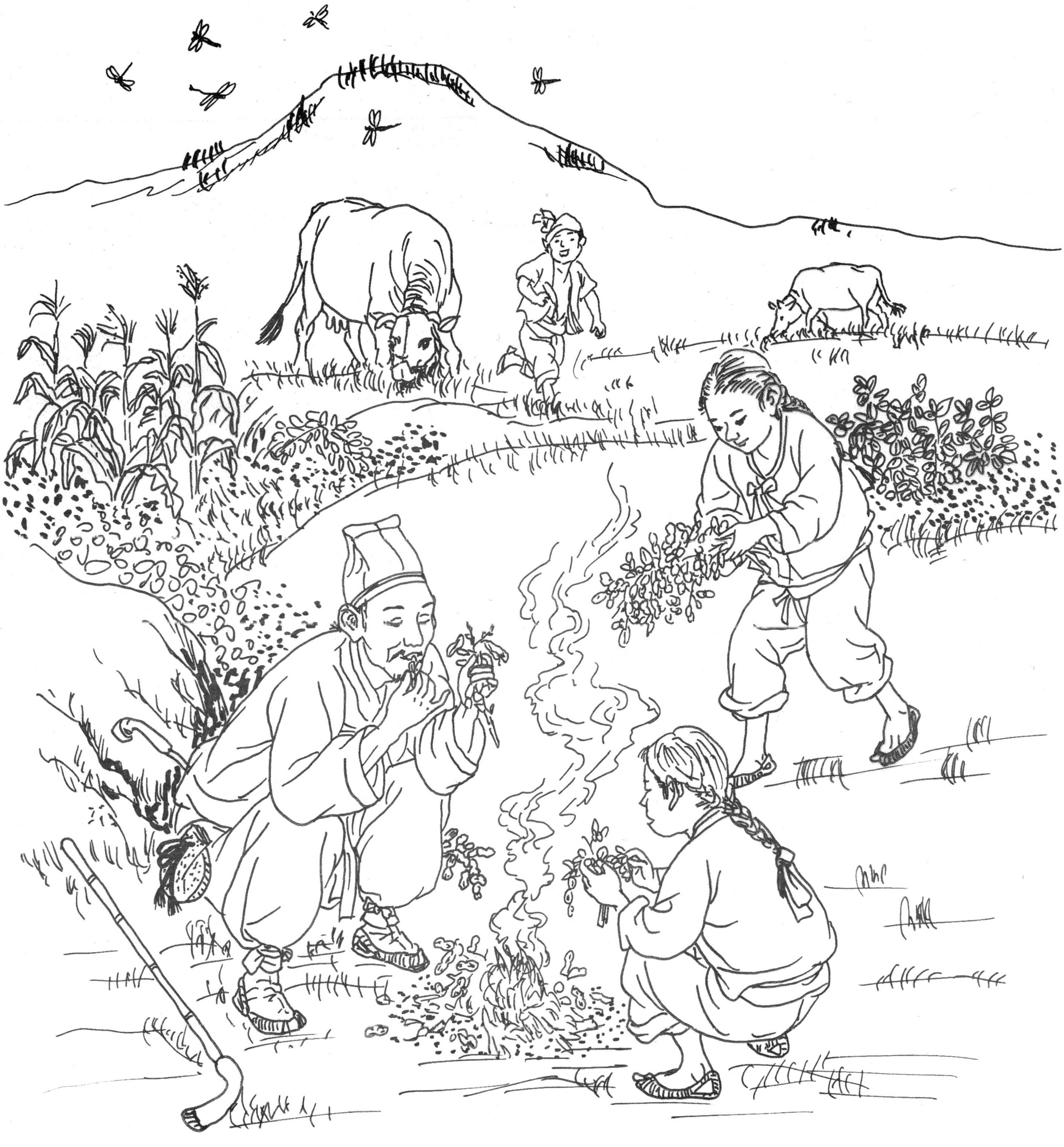

팽이치기

팽이는 어릴 때 많이 가지고 놀던 놀이이다.
얼음판 위에서도 하고 평지에서도 할 수 있는 놀이인데 주로 남자 아이들이 하던 놀이이다.
아랫부분을 둥글게 깎고 끝에는 쇠붙이나 못을 박아 잘 돌게 만들었는데 팽이줄에 팽이를 감아 휙 뿌리듯 던지면 감긴 줄이 팽이를 돌려 회전을 하고, 팽이채로 팽이를 때리면 팽이가 힘을 받아 잘 돌아갔다.
두 아이는 오래 버티기 시합을 하고, 도령 옷을 입은 아이는 조금 서툴러 곧 팽이가 넘어질 것 같다.

나의 어린시절

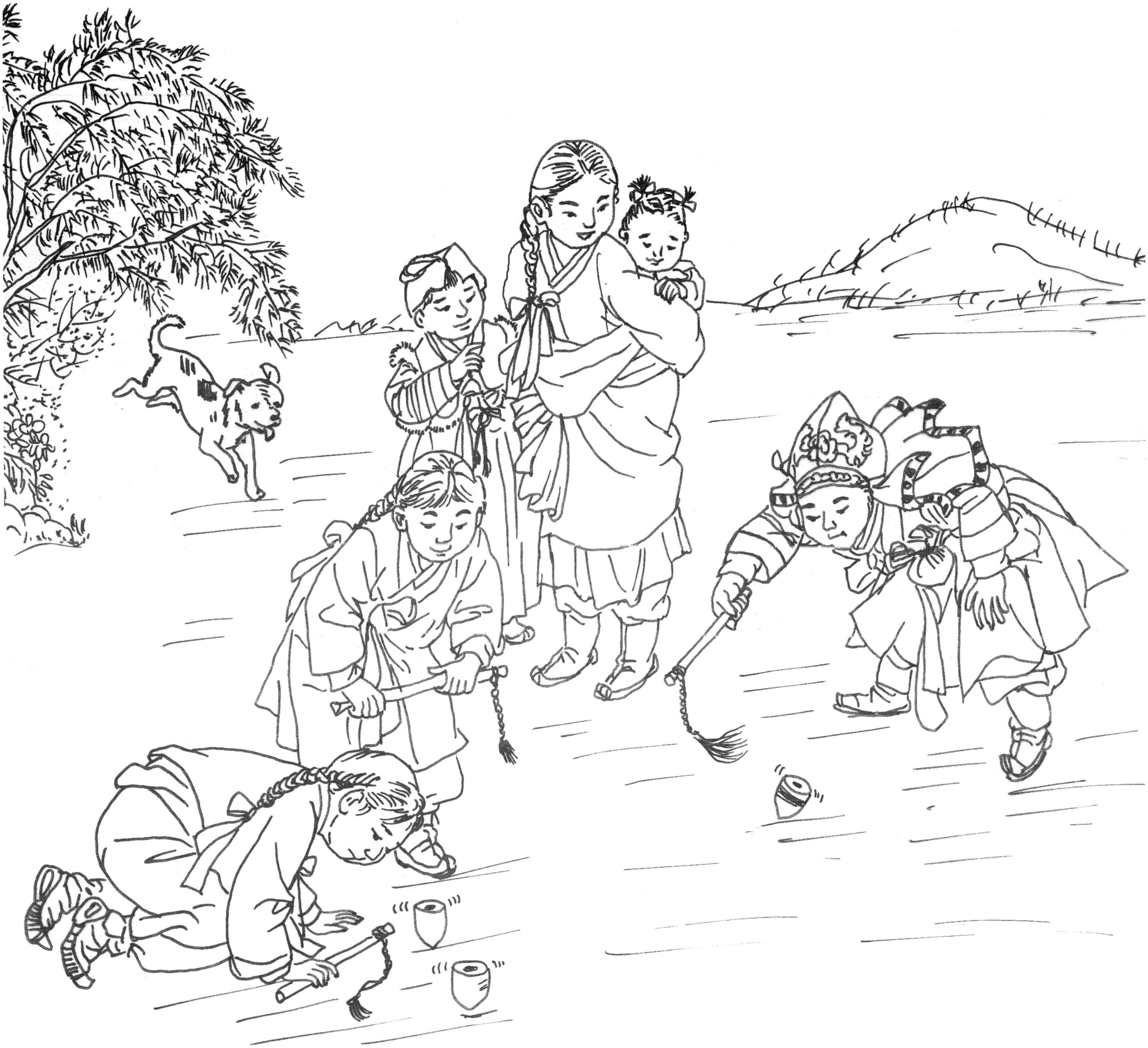

경칩

24절기중 하나인 경칩은 땅속에서 동면하던 개구리가 겨울잠에서 깨어나는 날이다.
보통 3월5일부터 다음 절기인 춘분 전까지의 시기를 말한다.
이때 개구리가 알을 낳는데 개구리 알을 보강제로 먹었다고도 한다.
그림에서 어른이 아이와 개구리 알을 걸러내고 있는데 근처 할아버지도 내심 개구리 알이 생각나는지 곰방대를 물곤 개구리 알 구경을 하고 있다.
놀란 청개구리는 몸을 피하느라 바쁘고, 강아지는 개구리와 놀고 싶지 않은지 그다지 관심을 보이지 않고 있다.
이즈음이 보리 싹이 올라오는 시기라 보리가 파릇파릇 올라오고 있다.

나의 어린시절

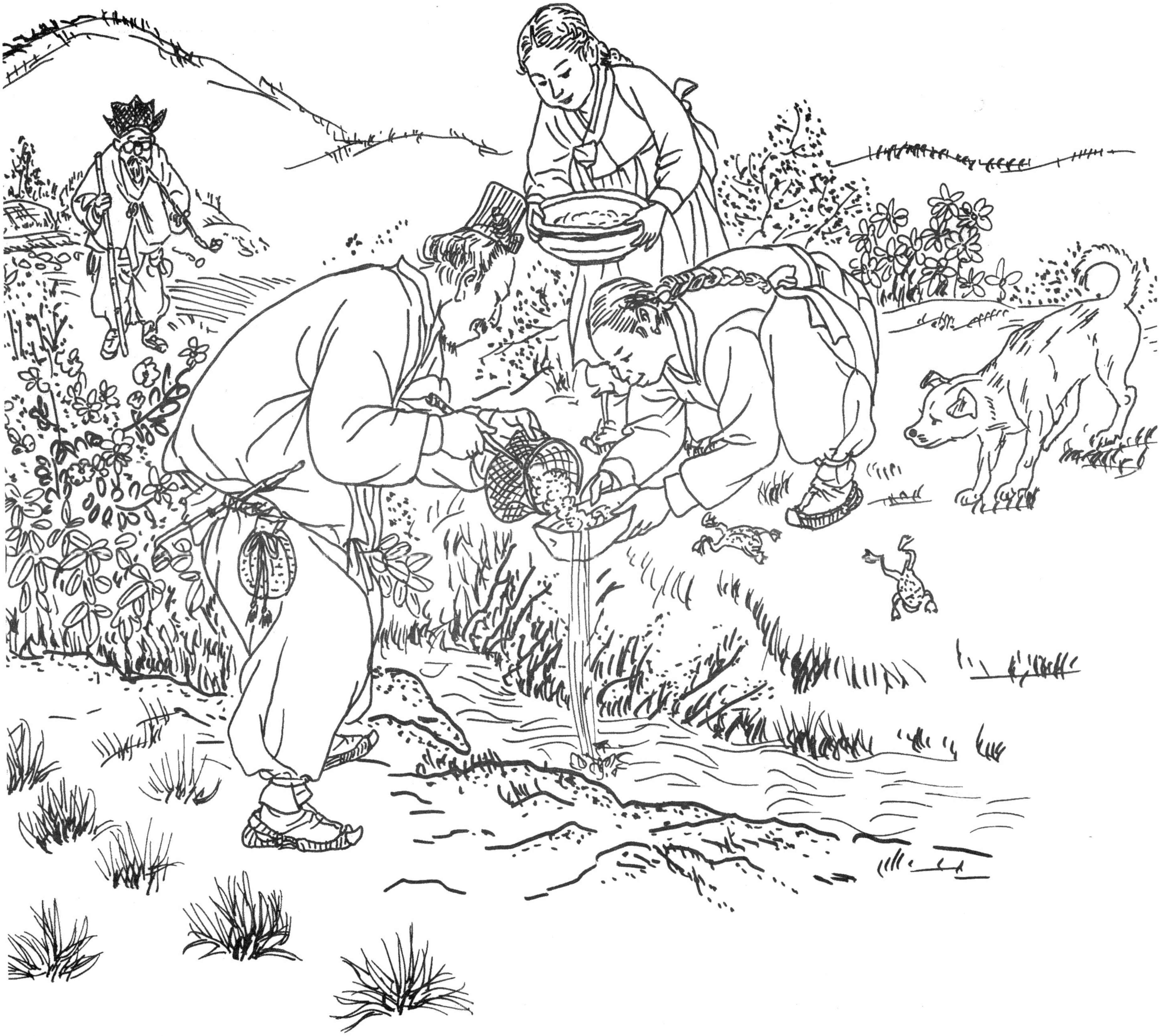

닭싸움

닭끼리 싸움을 붙여 이를 보고 즐기거나 내기를 거는 민속놀이이다.
투견, 투우 등과 같이 도박성이 강한 놀이로 예전엔 많이 했지만 요즘은 볼 수가 없다.
투계는 어디서 왔는지 정확히 알 수 없지만 중국에서 건너온 것으로 추측하고 있다.
요즘은 공장식 양계라고 해서 대량 사육에 50일쯤 된 영계를 식용으로 쓰는데, 예전엔 닭을 제법 크게 키워 잡곤 했다.
옆집의 큰 장닭은 어린 시절 나에겐 공포의 대상이었는데 닭이 날카로운 발톱을 보이며 성큼성큼 달려오던 장면은 지금도 생생한 공포다.
큰 닭은 살도 많고, 뽀얀 국물에 먹을 게 많았다. 한 마리 잡으면 온 가족이 배불리 먹을 수 있었지만 너무 귀한 것이다 보니 제사나 큰 잔치 때 아니면 잡지 않았다.
닭장 안에서 싸움이 벌어지면 1~2m씩 날아오르며 부리로 서로 공격하는데, 닭 울음소리와 퍼덕이는 날갯짓에 닭장은 순식간에 아수라장이 되고 암탉들은 크게 울음소리를 내며 도망 다니고 했다.

나의 어린시절

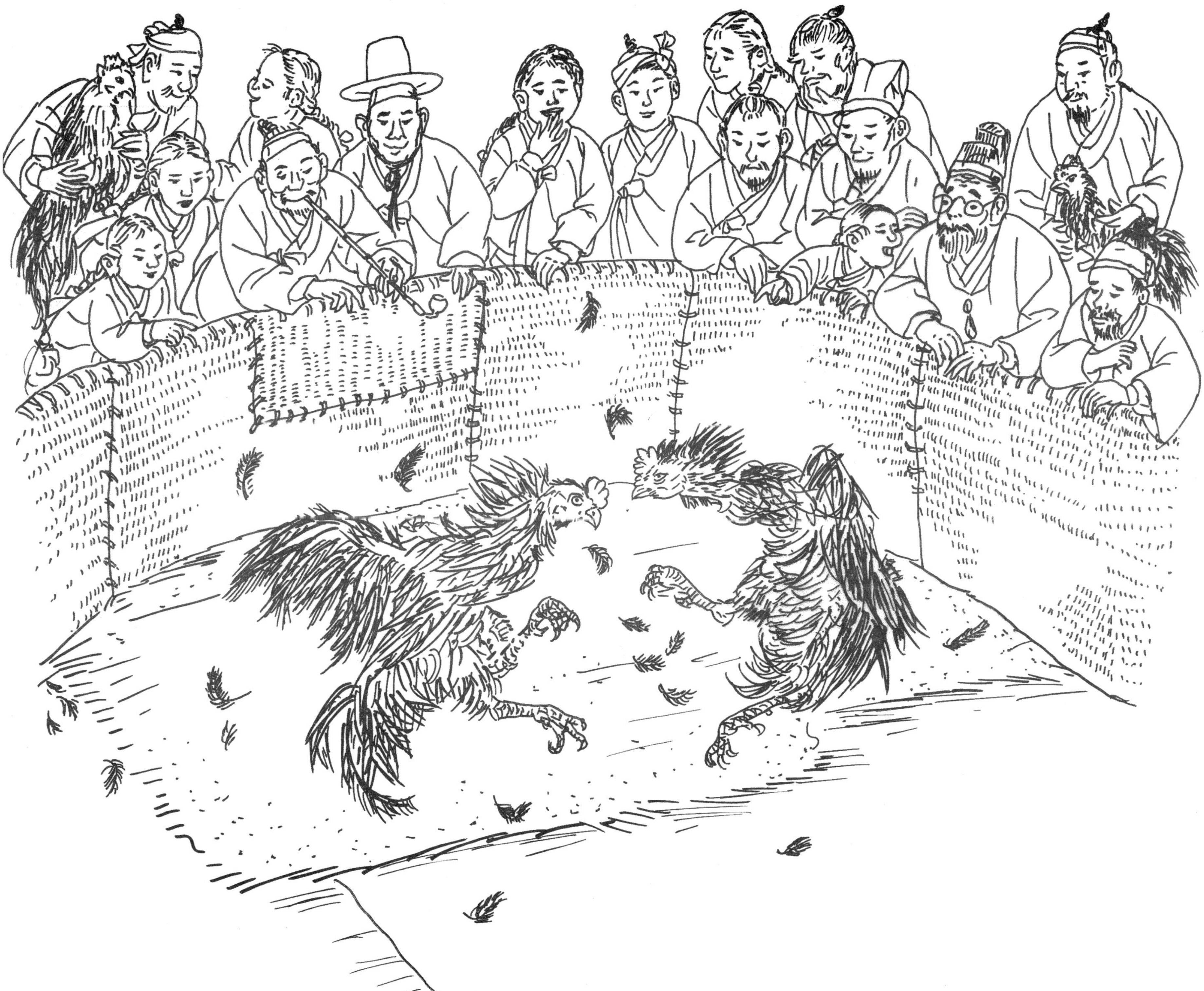

마상재

말 등에서 펼치는 여러 가지 곡예로 달리는 말위에서 줄넘기를 하는 등 보는 이의 입을 떡 벌어지게 하는 기예이다.

과거 말은 교통 수단이나 전쟁 군수용으로 꼭 필요했다.

우리 민족은 대대로 농경민족으로 살아왔지만, 우리 선조들은 만주벌판에서 말을 달리던 기마민족이었다.

말위에서의 다양한 기예는 기마민족의 후예로서의 명맥을 이어오는 듯하다.

조선시대에는 통신사가 일본에 파견될 때 동행하여 일본에서 기예를 펼치기도 하였다고 한다.

나의 어린시절

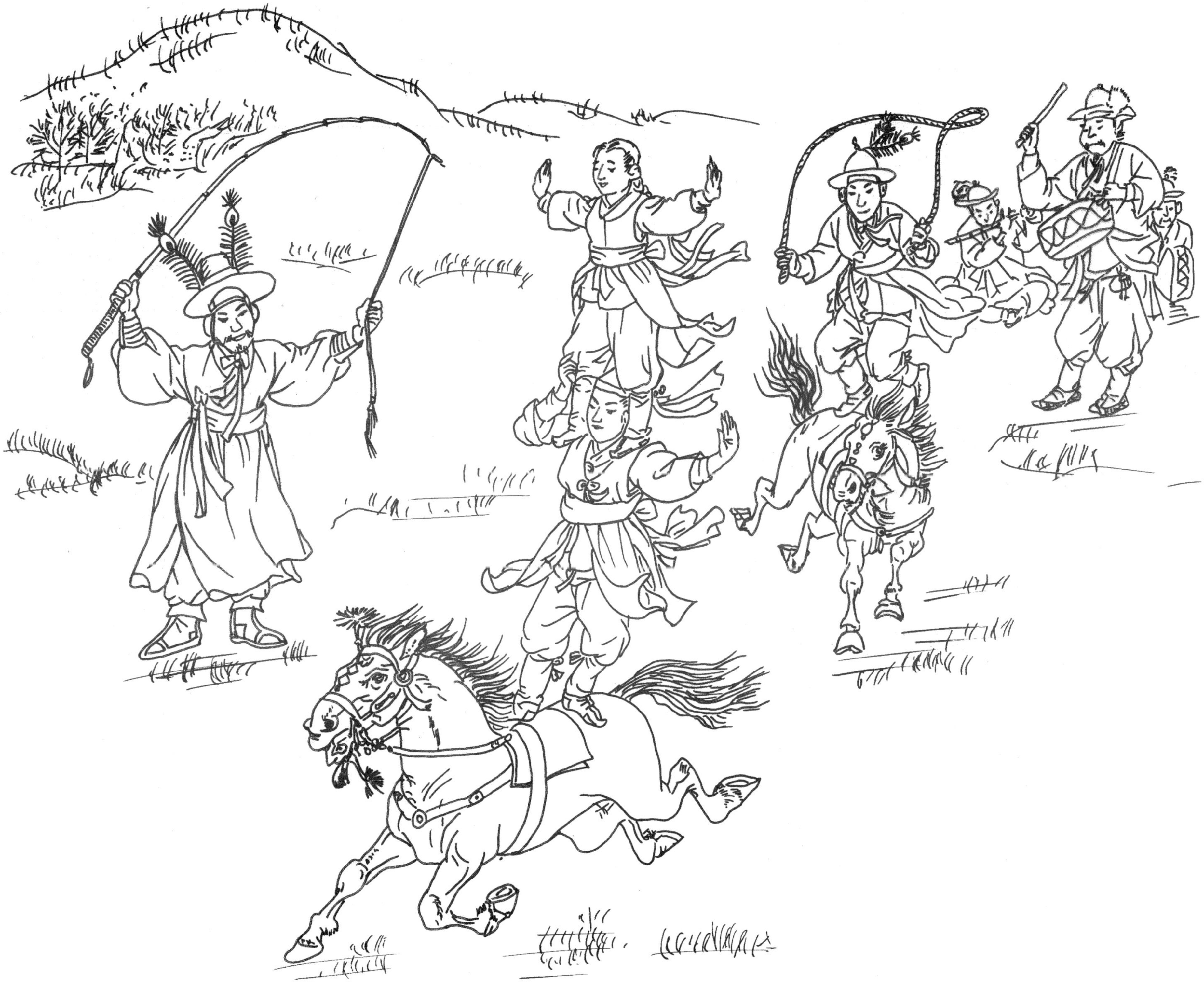

기마격구

말을 타고 나무공을 쳐서 상대 구문에 넣는 기마격구는 영국의 폴로와 똑 같은 경기이다. 폴로는 영국이 인도를 식민지배 하던 시절 인도에서 배워 영국으로 전파되었는데 지금은 종주국 같은 느낌이다.

기마격구는 페르시아에서 시작되어 중국을 거쳐 우리나라로 전해졌고, 또 한 갈래가 인도로 전해졌다가 영국으로 건너간 것이다.

고려시대에는 무예 연습의 일환으로 국가적인 차원에서 열었던 놀이이다.

말을 타고 달려가며 활을 쏘는 것은 전쟁에서 중요한 능력이었듯이, 기마격구는 말위에서 하는 놀이이지만 실제로는 전쟁을 대비한 군사훈련의 성격이 강하다.

나의 어린시절

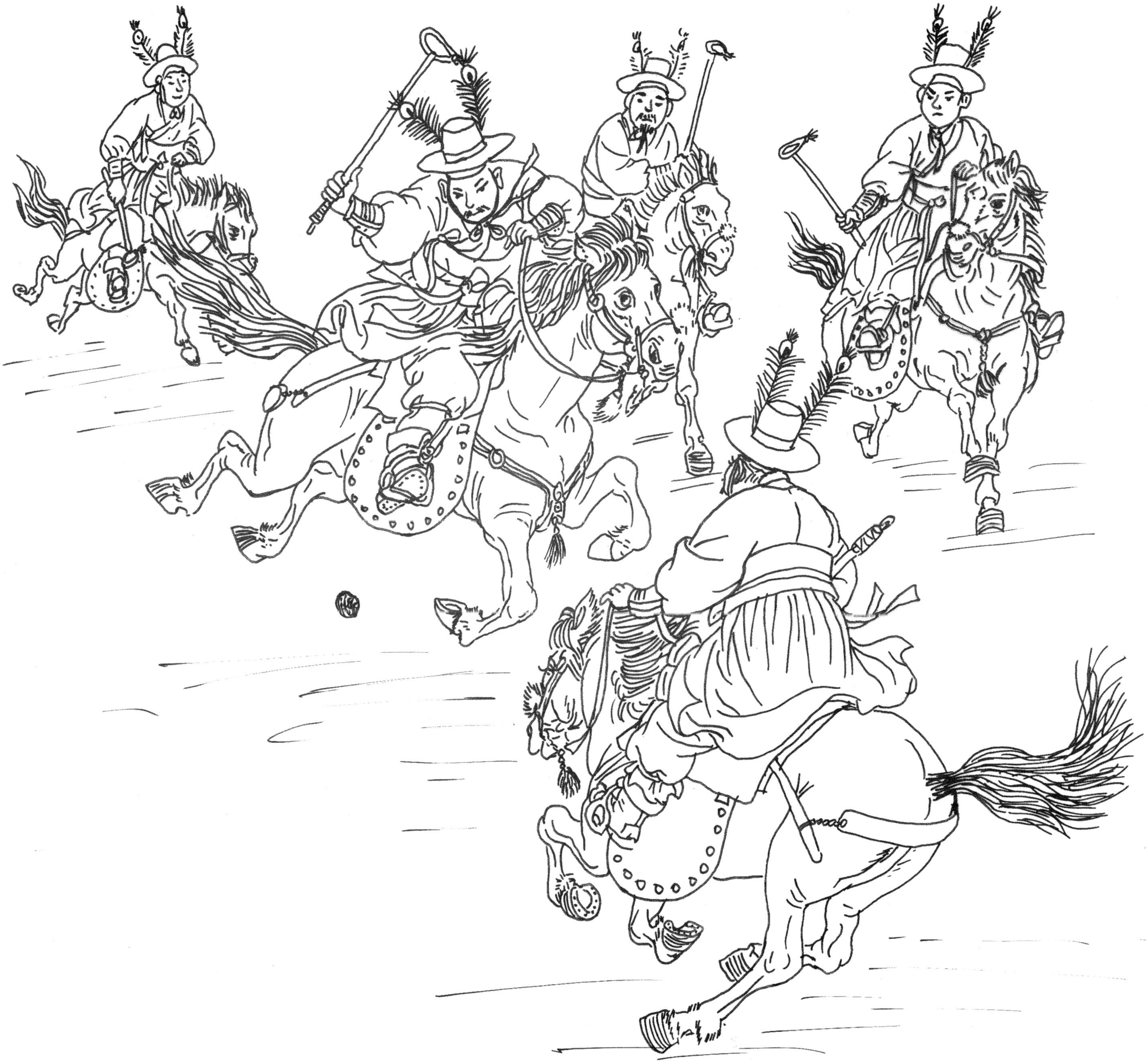

장치기

장치기는 긴 나무 막대 형태의 채를 이용해 나무 공을 쳐서 상대의 구문에 넣거나 결승선을 통과하여 승부를 겨루는 남성의 집단적 승부놀이이다. 기마격구에서 말을 타지 않고 바닥을 뛰어다니면서 하는 것이다.

장치기는 주로 조선 후기에 초동을 중심으로 겨울철에 널리 전승되던 놀이 형태이며, 명칭은 지역에 따라 장치기 · 짱치기 · 공치기 · 공놀이 · 얼레공놀이 등으로 다양하다.

어릴 때 형들을 따라 나무하러 가면 부잣집 산소주변에서 지게작대기로 솔방울을 치며 놀기도 했다.

지금의 필드하키와 비슷한 놀이이다.

나의 어린시절

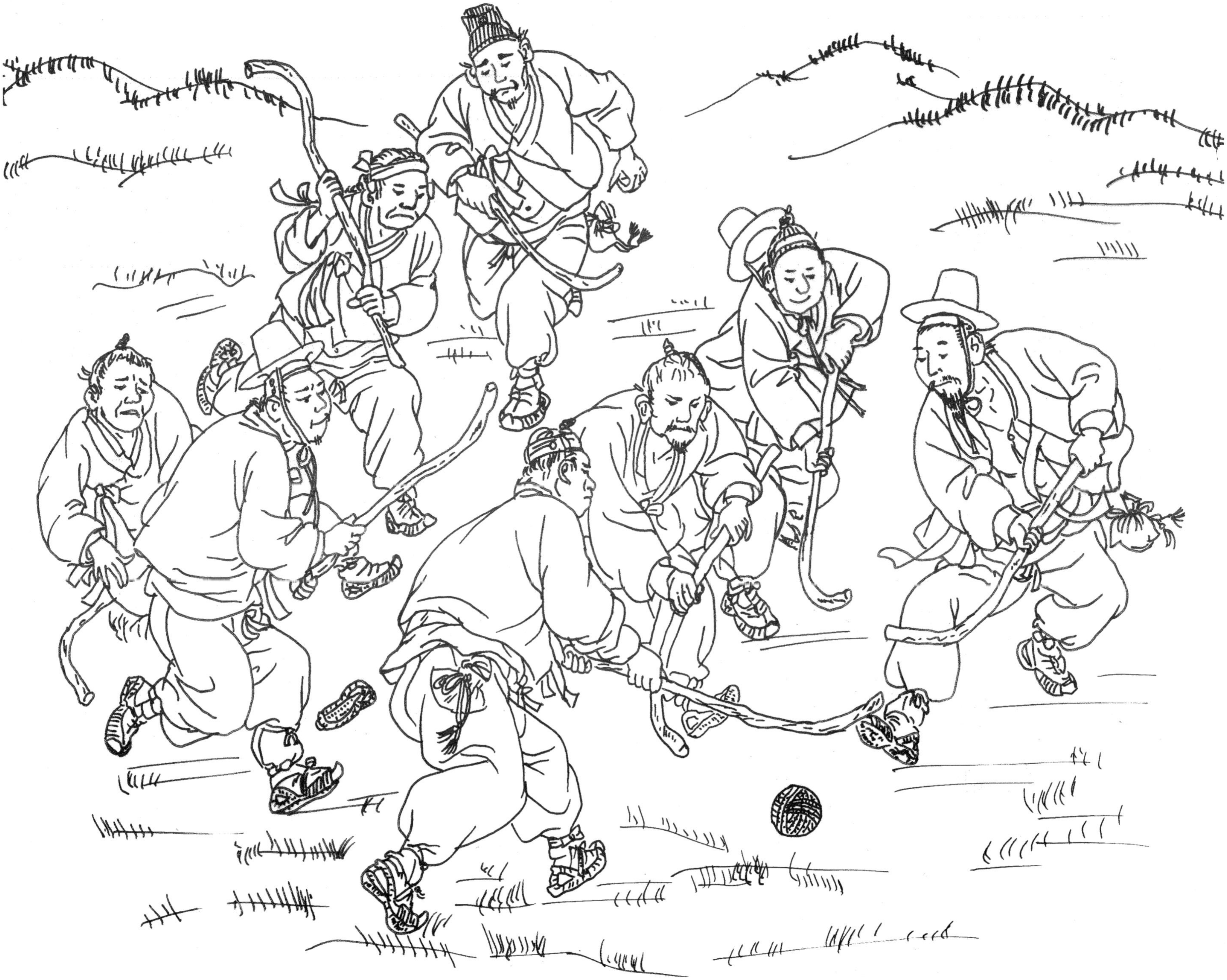

윷놀이

윷놀이는 보편화된 전통 놀이중 하나다. 명절에 주로 많이 하는데 도박성도 있고 승부의 짜릿함이 있어 많은 사람들이 즐겨하는 것이다. 화투는 상대가 들고 있을 패를 추측하여 내 패를 내는 순서를 바꾸거나 하는데, 윷은 무엇이 나올지 예측할 수가 없다. 그래서 더 흥미롭고 재미가 있다.

말을 잘 쓰면 쉽게 이기기도 하는데, 누구나 다 잘 써서 이기고 싶지만 승부는 승자와 패자를 만들 수밖에 없어 승자의 기쁨과 패자의 속상함이 공존한다.

할아버지의 윷놀이에 손녀와 며느리가 재밌게 구경을 하고 있다.

이번엔 모가 나올려나!

나의 어린시절

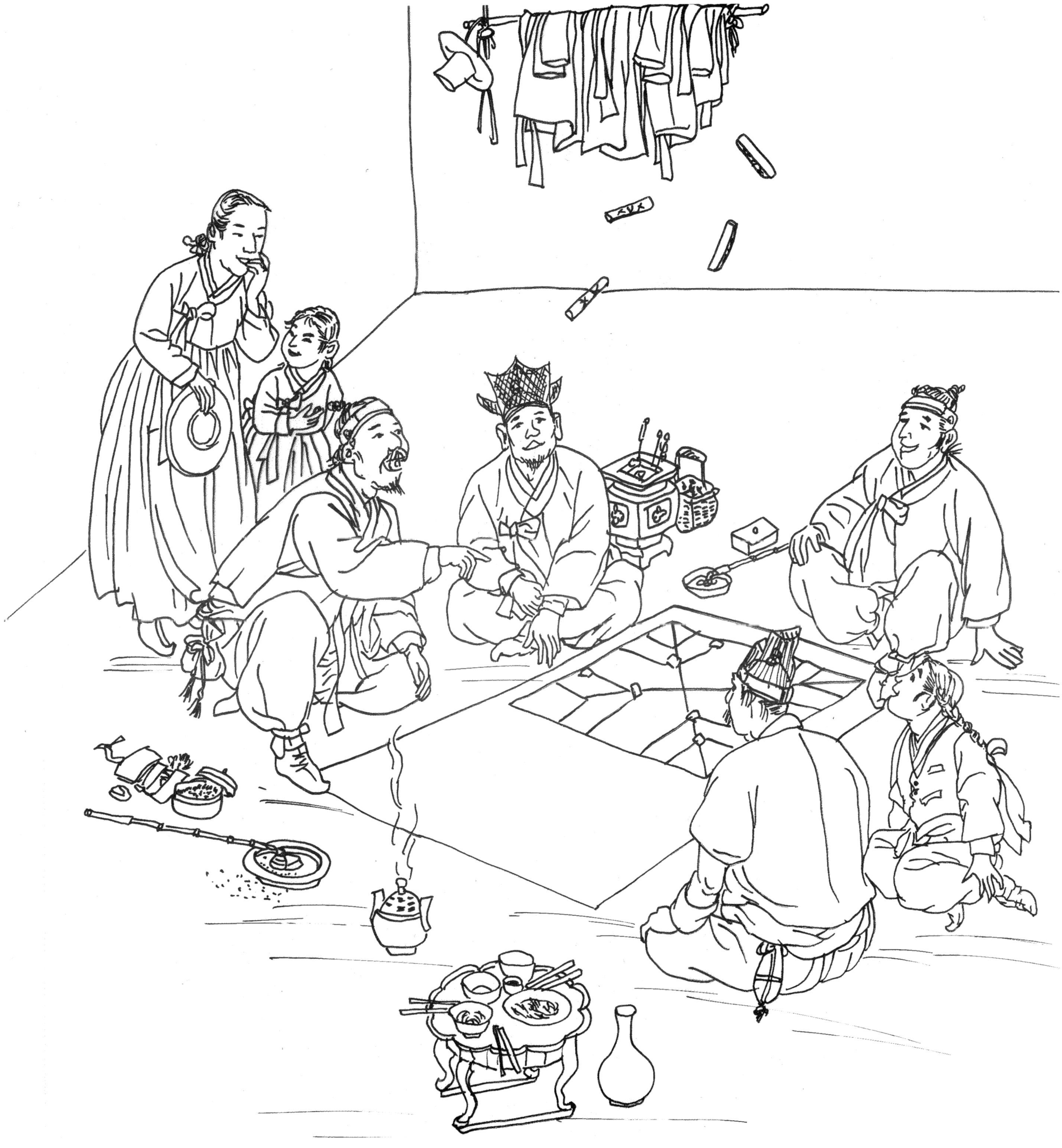

골패놀이

둘 또는 네 명이 골패를 가지고 하는 노름이다.

노름기구인 골패는 가로 1.2~1.5㎝, 세로 1.8~2.1㎝의 납작하고 네모진 검은 나무 바탕에 상아나 짐승 뼈를 붙이고 여러 가지 수효를 나타내는 크고 작은 구멍을 새긴 것으로 모두 32쪽이다.

골패라는 이름은 그 재료로 뼈를 사용하는 데서 왔다고 한다. 재료가 비싸다 보니 우리나라에선 크게 유행하지 못하고 부잣집에서나 하던 놀이이다.

여러 명이 하지만 혼자서도 할 수 있다.

제법 부잣집인 듯 상전과 머슴이 같이 골패를 즐기고 있다. 옆에서 구경하던 곰방대를 빨던 이는 주안상이 반가워 입을 다물 수가 없네.

나의 어린시절

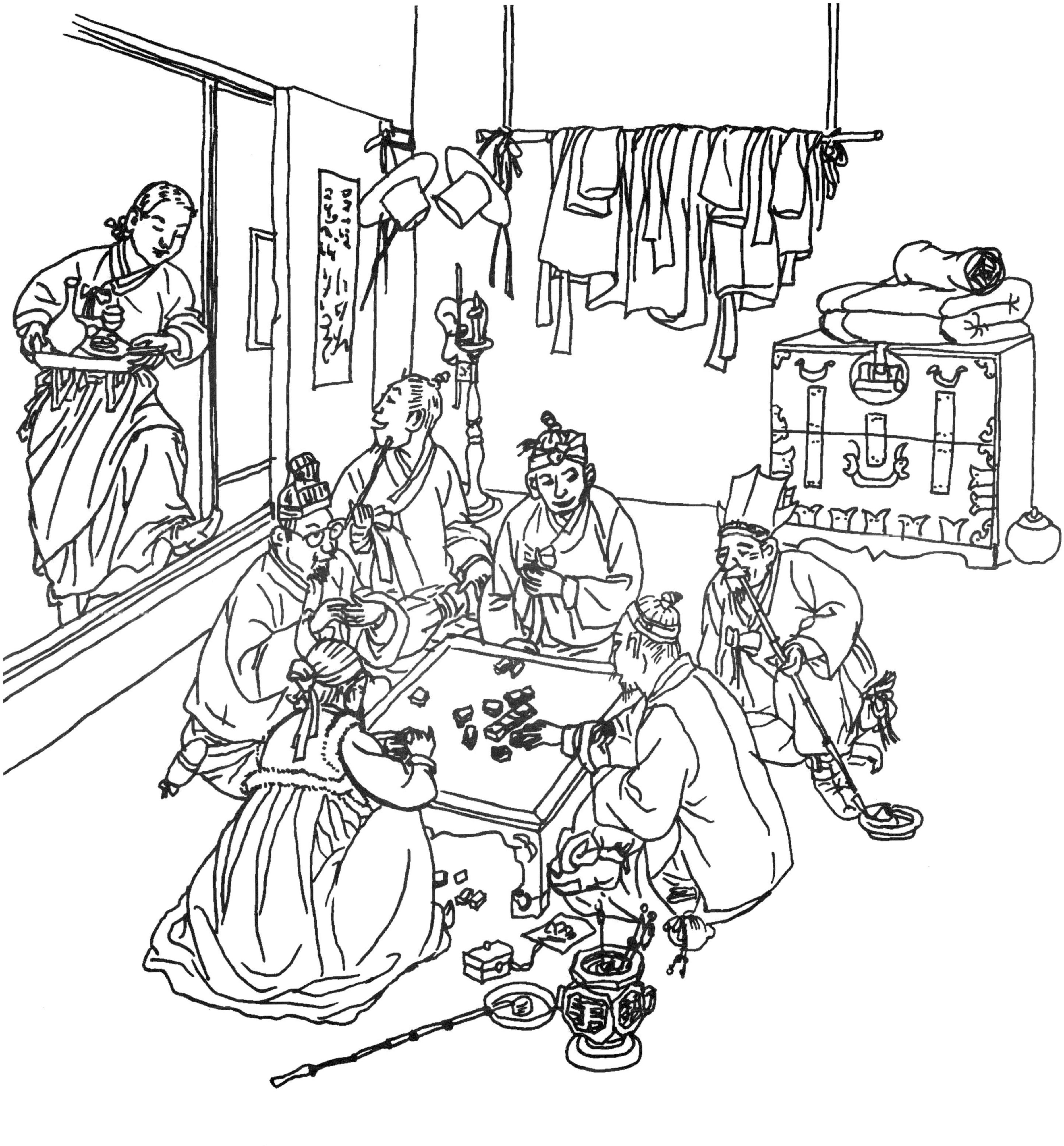

동채싸움

경북 안동에서 전승되어 온 남자들의 놀이로 차전놀이라고 한다.

고려를 세운 왕건과 후백제 견훤의 싸움을 모티브로 한 놀이라고 한다.

양쪽에 합해서 300여 명의 동채꾼들이 3미터 길이의 참나무로 지게모양의 동채를 만들어, 동채를 탄 대장의 지시로 앞으로, 뒤로, 돌기 등을 하며 전진과 후퇴를 한다. 머리꾼들이 손을 사용하지 않고 어깨로 상대를 밀어 동채가 바닥에 닿거나 빼겼을 때 승부가 난다.

초등학교에서 보통 6학년 남자아이들이 운동회 때 청군백군으로 나눠 차전놀이를 했는데 가장 흥미 있는 경기였고, 차전놀이에서 이긴 팀이 운동회를 이기는 것이 다반사였다.

나의 어린시절

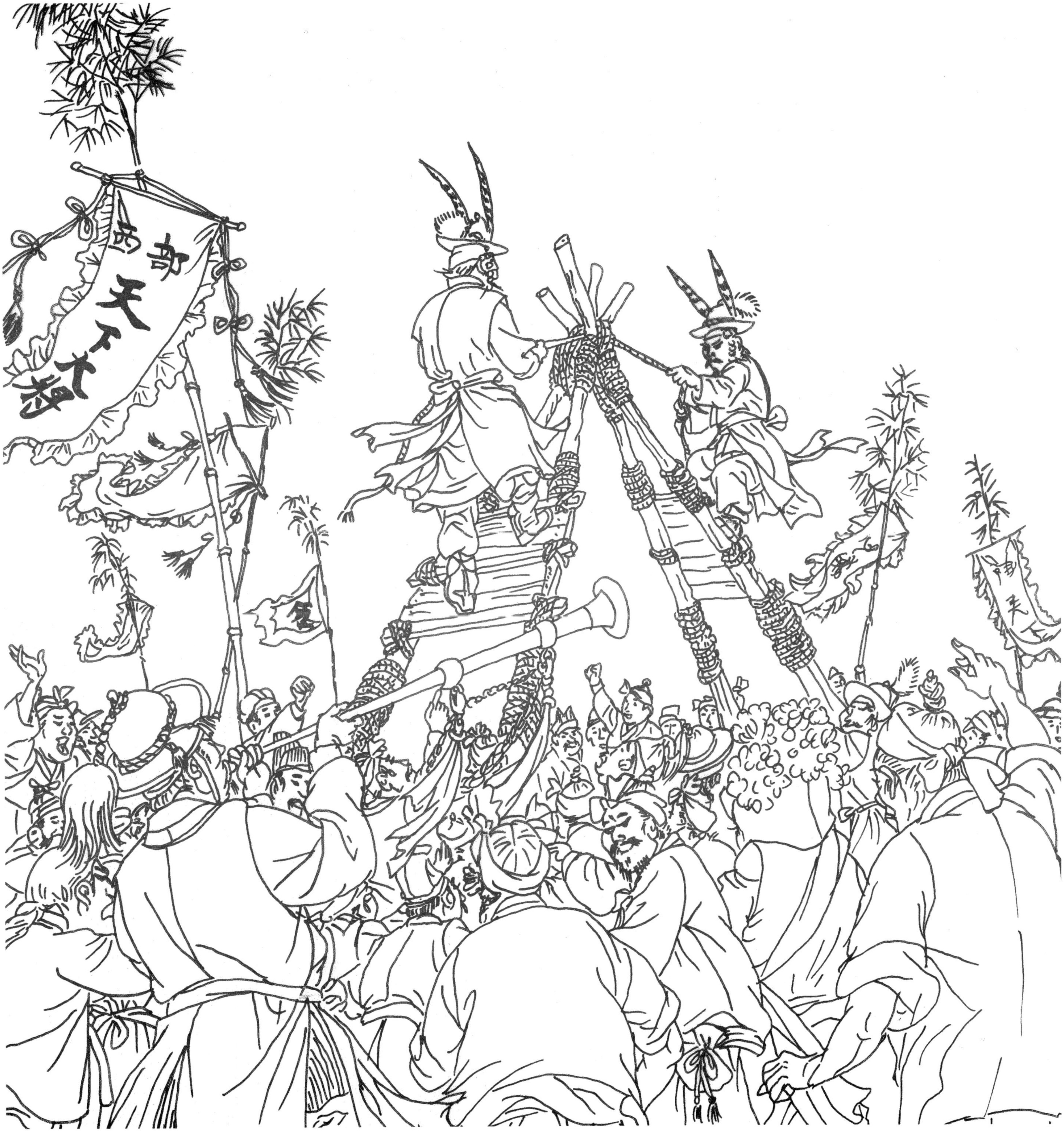

투석전

옛날 삼국시대부터 이어져온 놀이이다. 놀이자체가 돌을 던져 상대를 부상 입히는 것으로 전쟁의 한 장면을 보는듯한 놀이이다. 활쏘기도 전시에는 적을 막는 아주 중요한 역할을 했듯이, 투석도 돌을 던져 적을 막아내는 것으로 중요한 역할을 했다. 조선시대에는 석투군이라 하여 군대의 한 조직이 있어 많은 역할을 했고 근세까지 이어져 왔다고 한다.

투석전 그림에서 석투꾼이 줄을 휘둘러 돌을 던지는데 이 줄을 돌줄이라고도 하는데 중간은 돌을 담을 수 있게 삼태기 모양으로 되어있다. 돌을 넣고 한손으로 두 줄을 잡고 휘휘돌리다가 줄 한 가닥을 놓으면 그 돌리던 힘에 의해 멀리 날아간다.

자료들에 통하면 남대문, 서대문, 동대문 밖에서 석전이 행해졌다고 한다.

개천을 사이에 두고 두 편이 사생결단을 내듯 돌을 던지고 있다. 방패까지 갖추고 돌에 맞아 쓰러진 사람들을 동료가 보호를 하며 멀리 피신시키기도 한다. 제법 큰 투석전을 벌이고 있다. 그나저나 정신없는 저 개들은 돌에 맞으면 어찌될까!

나의 어린시절

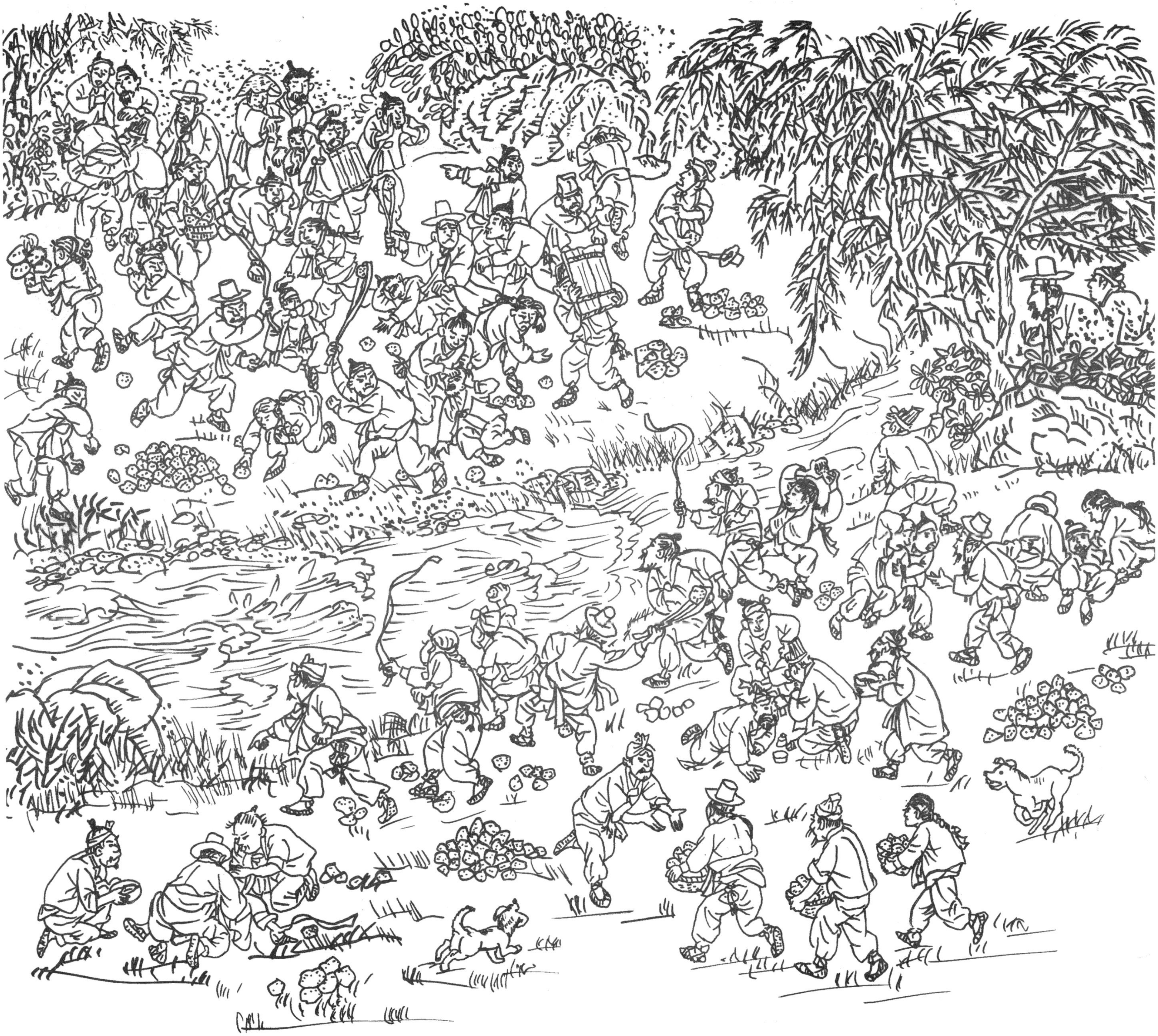

저자소개

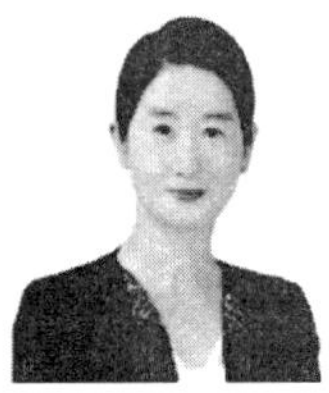

장일상

사회단체 행복나눔연구소 대표
남서울실용전문학교 노인스포츠학과 외래교수
이혈건강심리연구소 소장

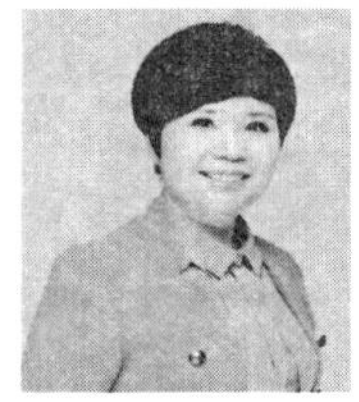

임효림

한국힐링경영연구원 대표
한국전래창의인성놀이협회 회장
남서울실용전문학교 노인스포츠학과 학과장

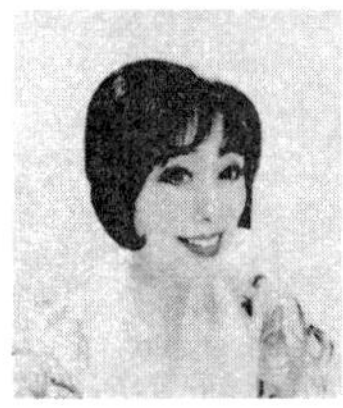

최혜숙

한국힐링경영연구원 본부장
한국치매인지놀이협회 분당지부장
전래창의인성놀이지도사

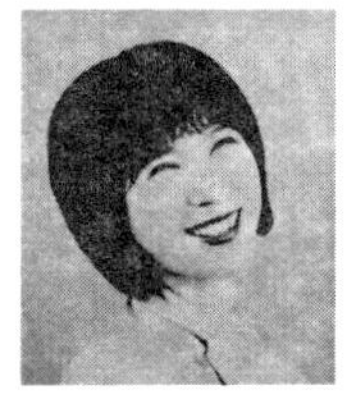

김서연

스마일힐링교육센터장
부산로뎀나무사회서비스센터 강사
부산전통문화체험관 전통놀이강사

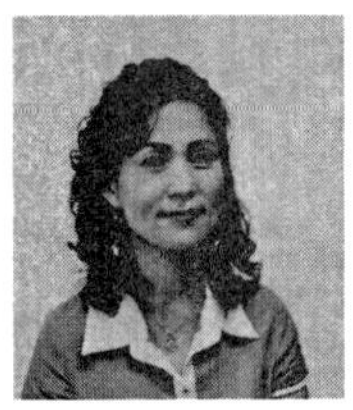

박세인

사회복지사
심리상담사, 미술치료사,
(사) 숲힐링문화협회이사

인지활동 프로그램 시리즈 1

전래놀이 색칠하기1

2020년 1월 5일 1판 1쇄 인쇄
2020년 1월 10일 1판 1쇄 발행
2022년 11월 11일 1판 2쇄 발행

지은이 장일상 임효림 최혜숙 김서연
그 림 박세인
펴낸이 조재성
펴낸곳 서현사
등 록 2002년 8월 14일 제03-01392호
주 소 (10447) 경기도 고양시 일산동구 중앙로 1055번지 레이크하임 206호
전 화 031-919-6643 팩 스 031-912-6643
ISBN 979-11-88986-30-9 94510
979-11-88986-29-3(세트)

정 가 16,000원